常见
中医内科疾病诊治

主编 程 瑶 李旭阳 王 磊 程永慧

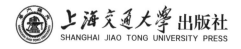

上海交通大学出版社
SHANGHAI JIAO TONG UNIVERSITY PRESS

内容提要

本书以病名为纲目，以中医各家学说为引导，突出临床，贯穿名家学说、现代研究、临床病例分析，真正地体现了辨病与辨证相结合、理论与实践相结合。本书适合中医内科医师在工作中参考使用。

图书在版编目（CIP）数据

常见中医内科疾病诊治 / 程瑶等主编. --上海 ：
上海交通大学出版社，2023.10
　ISBN 978-7-313-27815-9

　Ⅰ. ①常… Ⅱ. ①程… Ⅲ. ①中医内科—疾病—诊疗
Ⅳ. ①R25

　中国版本图书馆CIP数据核字（2022）第255033号

常见中医内科疾病诊治

CHANGJIAN ZHONGYI NEIKE JIBING ZHENZHI

主　　编：程　瑶　李旭阳　王　磊　程永慧
出版发行：上海交通大学出版社　　　　地　　址：上海市番禺路951号
邮政编码：200030　　　　　　　　　　电　　话：021-64071208
印　　制：广东虎彩云印刷有限公司
开　　本：710mm×1000mm 1/16　　　经　　销：全国新华书店
字　　数：211千字　　　　　　　　　　印　　张：12
版　　次：2023年10月第1版　　　　　　插　　页：2
书　　号：ISBN 978-7-313-27815-9　　　印　　次：2023年10月第1次印刷
定　　价：158.00元

编委会

主　编

程　瑶　李旭阳　王　磊　程永慧

副主编

胡晓洁　张　崧　崔林阁　张　授

编　委（按姓氏笔画排序）

王　磊（山东省枣庄市中医医院）

李旭阳（山东省兖矿新里程总医院）

张　授（甘肃省武威市天祝藏族自治县人民医院）

张　崧（山东省第二康复医院）

林春华（山东省栖霞市人民医院）

胡晓洁（山东中医药大学第二附属医院）

崔林阁（湖南省溆浦县中医医院）

程　瑶（山东省泰安市中医医院）

程永慧（山东省枣庄市薛城区邹坞镇中心卫生院）

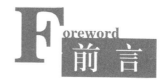

前言

中医学是中国传统文化的精髓,纵观中医学发展历史,我们不难发现,中医学的独特理论体系具有两大特点:一是继承前人之理论学说,并不断创新;二是始终紧密联系临床,经历"实践-认识-再实践-再认识"的辨证发展过程。

东汉末年,连年混战,瘟疫暴发百姓颠沛流离、饥寒困顿,医圣张仲景发奋苦研《素问》《灵枢》《难经》《阴阳大论》《胎胪药录》等古代医书,创立了对伤寒病"六经分类"的辨证施治原则,奠定了中医学理、法、方、药的理论基础,编著了我国最早的理论联系实际的临床诊疗专书《伤寒杂病论》。到了金元时期,"寒凉派"刘完素在研读《黄帝内经》的基础上,阐明疾病多因火热而起,在治疗上多运用寒凉药物,因而又被称为"火热论者";"攻下派"张从正认为治病应着重祛邪,"邪去而正安",在治疗方面丰富和发展了汗、吐、下三法;"补土派"李杲认为"人以胃气为本",在治疗上长于温补脾胃;"养阴派"朱震亨认为"阳常有余、阴常不足",善用"滋阴降火"的治法。这些古代名家师古不拘泥,发扬不离宗,对中医理论与学说的发展和创新做出了卓越贡献。新时代,大内科论坛的设立,促进临床病例讨论并交流各家学说。《常见中医内科疾病诊治》一书就是在这样的背景下,总结理论学习和临床实践编写而成的。

本书一改以往中医内科专著的体例,把内科常见病、多发病与经典著作、各家学说相结合,熔学术性、实用性、启发性、创新性于一炉。本书以病名为纲目,以中医各家学说为引导,突出临床,贯穿经典、名家学说、现代研究、临床病例分析,真正体现了辨病与辨证相结合、理论与实践相结合。本书内容既有深度也有广度。本书是一本颇有参考价值的中医内科学专著,适用于基层医师。参考使用阅读本书,能使读者温故而知新,理论联系临床,提高中医内科理论与临床技能水平。

　　然而,由于时间仓促,本书中难免存在疏漏与不足之处,欢迎各位读者批评指正。

《常见中医内科疾病诊治》编委会

2022 年 6 月

C ontents 目 录

第一章　中医治则与治法 ···································· （1）

　第一节　治疗原则 ·· （1）

　第二节　治疗方法 ··· （13）

第二章　中药与方剂 ······································· （26）

　第一节　常用中药 ··· （26）

　第二节　常用方剂 ··· （40）

第三章　心脑系病证 ······································· （45）

　第一节　不寐 ··· （45）

　第二节　多寐 ··· （50）

　第三节　癫狂 ··· （53）

　第四节　痫病 ··· （65）

　第五节　癔症 ··· （72）

第四章　肺系病证 ··· （74）

　第一节　肺痿 ··· （74）

　第二节　肺胀 ··· （81）

　第三节　肺痈 ··· （86）

　第四节　肺痨 ··· （88）

第五章　脾胃系病证 ······································· （97）

　第一节　呕吐 ··· （97）

　第二节　呃逆 ·· （104）

第三节　反胃 ……………………………………………………… (110)

第四节　胃缓 ……………………………………………………… (118)

第五节　胃痛 ……………………………………………………… (126)

第六章　肝胆系病证 ………………………………………………… (135)

第一节　肝著 ……………………………………………………… (135)

第二节　肝癖 ……………………………………………………… (140)

第三节　胆胀 ……………………………………………………… (149)

第四节　黄疸 ……………………………………………………… (156)

第七章　肾系病证 …………………………………………………… (160)

第一节　尿浊 ……………………………………………………… (160)

第二节　癃闭 ……………………………………………………… (165)

第三节　关格 ……………………………………………………… (168)

第四节　阳痿 ……………………………………………………… (178)

参考文献 ……………………………………………………………… (186)

第一章

中医治则与治法

第一节 治疗原则

治则是治疗疾病时所必须遵循的基本原则。它是在整体观念和辨证论治精神指导下而制定的治疗疾病的准绳,对临床立法、处方等具有普遍的指导意义。

治法与治则有别,治法是在一定治则指导下制订的针对疾病与证候的具体治疗大法、治疗方法和治疗措施。其中治疗大法是针对一类相同病机的证候而确立的,如汗、吐、下、和、清、温、补、消法八法,其适应范围相对较广,是治法中的较高层次。治疗方法却是在治疗大法限定范围之内,针对某一具体证候所确立的具体治疗方法,如辛温解表、镇肝熄风、健脾利湿等,它可以决定选择何种治疗措施。治疗措施,是在治法指导下对病证进行治疗的具体技术、方式与途径,包括药治、针灸、按摩、导引、熏洗等。

治则与治法二者既有区别,又有联系。治则是治疗疾病时指导治法的总原则,具有原则性和普遍性意义;治法是从属于一定治则的具体治疗大法、治疗方法及治疗措施,其针对性及可操作性较强,较为具体而灵活。如从邪正关系来探讨疾病,则不外乎邪正盛衰,因而扶正祛邪就成为治疗的基本原则。在这一总原则的指导下,根据不同的虚证而采取的益气、养血、滋阴、扶阳等治法及相应的治疗手段就是扶正这一治则的具体体现;而在不同的实证中,发汗、清热、活血、涌吐、泻下等治法及采取的相应的治疗手段就是祛邪这一治则的具体体现。

治则与治法的运用,体现出了原则性与灵活性的结合。由于治则统摄具体的治法,而多种治法都从属于一定的治则。因此,治疗上就可执简驭繁,既有高度的原则性,又有具体的可操作性与灵活性。

治病求本,是指在治疗疾病时,必须辨析出疾病的病因、病机,抓住疾病的本质,并针对疾病的本质进行治疗。故《素问·阴阳应象大论》说:"治病必求于本。"病因、病机是对疾病本质的抽象认识,因其涵盖了病因、病性、病位、邪正关系、机体体质及机体反应性等,因而是疾病本质的概括。故"求本",实际上就是辨清病因、病机,确立证候。治病求本是整体观念与辨证论治在治疗观中的体现,是中医学治疗疾病的主导思想。

临床实际操作中,对外感性疾病,着重病因的辨析;对内伤性疾病,则注重病机的辨析。如头痛病,既有因感受六淫邪气,如风寒、风热、风湿、风燥、暑湿等所致者,又有因机体自身代谢失调而产生气虚、血虚、瘀血、痰浊、肝阳上亢、肝火上炎等病理变化而发者。外感性头痛,辨清了病因,则能确立证候而施治,如风寒者以辛温散之,风热者以辛凉解之,风湿者用辛燥之品,风燥者宜辛润之药,暑湿者当芳香化湿。内伤性头痛,一般难以找到确切的病因,因而必须辨明病机,据病机确立证候,然后论治:属气虚者当补气,血虚者当补血,瘀血者当活血,痰浊者宜化痰,肝阳上亢者当平肝潜阳,肝火上炎者宜清肝泻火。

疾病的外在表现与其内在本质一般是统一的,但有时候是不完全一致的,因而透过临床表现探求疾病的本质,即病因病机,是十分重要的。治病求本是治疗疾病的主导思想,而正治与反治、治标与治本、扶正与祛邪、调整阴阳、调理精气血津液、三因制宜等,则是受此主导思想支配和指导的治疗原则。

一、正治与反治

在错综复杂的疾病过程中,病有本质与征象一致者,有本质与征象不一致者,故有正治与反治的不同。

正治与反治,是指所用药物性质的寒热、补泻效用与疾病的本质、现象之间的从逆关系而言。即《素问·至真要大论》所谓的"逆者正治,从者反治"。

(一)正治

正治是指采用与疾病的证候性质相反的方药以治疗的一种治疗原则。由于采用的方药与疾病证候性质相逆,如热证用寒药,故又称"逆治"。

正治适用于疾病的征象与其本质相一致的病证。实际上,临床上大多数疾病的外在征象与其病变本质是相一致的,如热证见热象、寒证见寒象等,故正治是临床最为常用的治疗原则。正治主要包括以下几种。

1.寒者热之

寒证热之是指寒性病证出现寒象,用温热方药来治疗。即以热药治寒证。如表寒证用辛温解表方药,里寒证用辛热温里的方药等。

2.热者寒之

热证寒之是指热性病证出现热象,用寒凉方药来治疗。即以寒药治热证。如表热证用辛凉解表方药,里热证用苦寒清里的方药等。

3.虚则补之

虚则补之是指虚损性病证出现虚象,用具有补益作用的方药来治疗。即以补益药治虚证。如阳虚用温阳的方药,阴虚用滋阴方药,气虚用益气的方药,血虚用补血的方药等。

4.实则泻之

实则泻之是指实性病证出现实象,用攻逐邪实的方药来治疗。即以攻邪泻实药治实证。如食滞用消食导滞的方药,水饮内停用逐水的方药,瘀血用活血化瘀的方药,湿盛用祛湿的方药等。

(二)反治

反治是指顺从病证的外在假象而治的一种治疗原则。由于采用的方药性质与病证中假象的性质相同,故又称为"从治"。

反治适用于疾病的征象与其本质不完全吻合的病证。由于这类情况较少见,故反治的应用相对也较少。究其实质,用药虽然是顺从病证的假象,却是逆反病证的本质,故仍然是在治病求本思想指导下针对疾病的本质而进行的治疗。反治主要包括以下内容。

1.热因热用

即以热治热,是指用热性药物来治疗具有假热征象的病证。它适用于阴盛格阳的真寒假热证。如格阳证中,由于阴寒充塞于内,逼迫阳气浮越于外,故可见身反不恶寒,面赤如妆等假热之象,但由于阴寒内盛是病本,故同时也见下利清谷,四肢厥逆,脉微欲绝,舌淡苔白等内真寒的表现。因此,当用温热方药以治其本。

2.寒因寒用

即以寒治寒,是指用寒性药物来治疗具有假寒征象的病证。它适用于阳盛格阴的真热假寒证。如热厥证中,由于里热盛极,阳气郁阻于内,不能外达于肢体起温煦作用,并格阴于外而见手足厥冷,脉沉伏之假寒之象。但细究之,患者手足虽冷,但躯干部却壮热而欲掀衣揭被,或见恶热、烦渴饮冷、小便短赤、舌红绛、苔黄等里真热的征象。这是阳热内盛,深伏于里所致。其外在寒象是假,里热盛极才是病之本质,故须用寒凉药清其里热。

3.塞因塞用

即以补开塞,是指用补益药物来治疗具有闭塞不通症状的虚证。适用于因体质虚弱,脏腑精气功能减退而出现闭塞症状的真虚假实证。如血虚而致经闭者,由于血源不足,故当补益气血而充其源,则无须用通药而经自来。又如肾阳虚衰,推动蒸化无力而致的尿少癃闭,当温补肾阳,温煦推动尿液的生成和排泄,则小便自然通利。再如脾气虚弱,出现纳呆、脘腹胀满、大便不畅时,是因为脾气虚衰无力运化所致,当采用健脾益气的方药治疗,使其恢复正常的运化及气机升降,则症自减。因此,以补开塞,主要是针对病证虚损不足的本质而治。

4.通因通用

即以通治通,是指用通利的药物来治疗具有通泻症状的实证。适用于因实邪内阻出现通泄症状的真实假虚证。一般情况下,对泄泻、崩漏、尿频等症,多用止泻、固冲、缩尿等法。但这些通泄症状出现在实性病证中,则当以通治通。如食滞内停,阻滞胃肠,致腹痛泄泻,泻下物臭如败卵时,不仅不能止泄,相反当消食而导滞攻下,推荡积滞,使食积去而泄自止。又如瘀血内阻,血不循经所致的崩漏,如用止血药,则瘀阻更甚而血难循其经,则出血难止,此时当活血化瘀,瘀去则血自归经而出血自止。再如湿热下注而致的淋证,见尿频、尿急、尿痛等症,以利尿通淋而清其湿热,则症自消。这些都是针对邪实的本质而治。

正治与反治相同之处,都是针对疾病的本质而治,故同属于治病求本的范畴;其不同之处在于:正治适用于病变本质与其外在表现相一致的病证,而反治则适用于病变本质与临床征象不完全一致的病证。

二、治标与治本

标与本是相对而言的,标本关系常用来概括说明事物的现象与本质,在中医学中常用来概括病变过程中矛盾的主次先后关系。

作为对举的概念,不同情况下标与本之所指不同。如就邪正而言,正气为本,邪气为标;就病机与症状而言,病机为本,症状为标;就疾病先后言,旧病、原发病为本,新病、继发病为标;就病位而言,脏腑精气病为本,肌表经络病为标等。

掌握疾病的标本,就能分清主次,抓住治疗的关键,有利于从复杂的疾病矛盾中找出和处理其主要矛盾或矛盾的主要方面。在复杂多变的疾病过程中,常有标本主次的不同,因而治疗上就有先后缓急之分。

(一)缓则治本

缓则治其本,多用在病情缓和,病势迁延,暂无急重病状的情况下。此时必须着眼于疾病本质的治疗。因标病产生于本病，本病得治，标病自然也随之而去。如痨病肺肾阴虚之咳嗽，肺肾阴虚是本，咳嗽是标，故治疗不用单纯止咳法来治标，而应滋养肺肾以治本，本病得愈，咳嗽也自然会消除；再如气虚自汗，则气虚不摄为本，出汗为标。单用止汗，难以奏效，此时应补气以治其本，气足则自能收摄汗液。另外，先病宿疾为本，后病新感为标，新感已愈而转治宿疾，也属缓则治本。

(二)急则治标

病证急重时的标本取舍原则是标病急重，则当先治、急治其标。标急的情况多出现在疾病过程中出现的急重、甚或危重症状，或卒病而病情非常严重时。如病因明确的剧痛，可先缓急止痛，痛止则再图其本。又如水臌患者，就原发病与继发病而言，臌胀多是在肝病基础上形成，则肝血瘀阻为本，腹水为标，如腹水不重，则宜化瘀为主，兼以利水；但若腹水严重，腹部胀满，呼吸急促，二便不利时，则为标急，此时当先治标病之腹水，待腹水减退，病情稳定后，再治其肝病。又如大出血患者，由于大出血会危及生命，故不论何种原因的出血，均应紧急止血以治标，待血止，病情缓和后再治其病本。

另外，在先病为本而后病为标的关系中，有时标病虽不危急，但若不先治将影响本病整个治疗方案的实施时，也当先治其标病。如心脏病的治疗过程中，患者得了轻微感冒，也当先将后病感冒治好，方可使先病即心脏病的治疗方案得以实施。

(三)标本兼治

当标本并重或标本均不太急时，当标本兼治。如在热性病过程中，热盛伤津耗阴，津液与阴气受损，凉润作用减退而致肠燥便秘不通，此时邪热内结为本，津液与阴气受伤为标，治当泻热攻下与滋阴增液通便同用；又如脾气虚衰运化失职，水湿内停，此时脾气虚衰是本，水湿内停为标，治可补脾与祛湿同用；再如素体气虚，抗病力低下，反复感冒，如单补气则易留邪，纯发汗解表则易伤正，此时治宜益气解表。以上均属标本兼治。

总之，病证之变化有轻重缓急、先后主次之不同，因而标本的治法运用也就有先后与缓急、单用或兼用的区别，这是中医治疗的原则性与灵活性有机结合的体现。区分标病与本病的缓急主次，有利于从复杂的病变中抓住关键，做到治病求本。

三、扶正与祛邪

正邪相搏中双方的盛衰消长决定着疾病的发生、发展与转归，正能胜邪则病退,邪能胜正则病进。因此,治疗疾病的一个基本原则,就是要扶助正气,祛除邪气,改变邪正双方力量的对比,使疾病早日向好转、痊愈的方向转化。

(一)扶正祛邪的概念

扶正,即扶助正气,增强体质,提高机体的抗邪及康复能力。适用于各种虚证,即所谓"虚则补之。"而益气、养血、滋阴、温阳、填精、补津以及补养各脏的精气阴阳等,均是扶正治则下确立的具体治疗方法。在具体治疗手段方面,除内服汤药外,还可有针灸、推拿、气功、食疗、形体锻炼等。

祛邪,即祛除邪气,消解病邪的侵袭和损害、抑制亢奋有余的病理反应。适用于各种实证,即所谓"实则泻之。"而发汗、涌吐、攻下、消导、化痰、活血、散寒、清热、祛湿等,均是祛邪治则下确立的具体治疗方法。其具体使用的手段也同样是丰富多样的。

(二)扶正祛邪的运用

扶正与祛邪两者相互为用,相辅相成,扶正增强了正气,有助于机体祛除病邪,即所谓"正胜邪自去";祛邪则在邪气被祛的同时,减免了对正气的侵害,即所谓"邪去正自安"。扶正祛邪在运用上要掌握好以下原则:①攻补应用合理,即扶正用于虚证,祛邪用于实证。②把握先后主次:对虚实错杂证,应根据虚实的主次与缓急,决定扶正祛邪运用的先后与主次。③扶正不留邪,祛邪不伤正。具体运用如下。

1.单独运用

(1)扶正:适用于虚证或真虚假实证。扶正的运用,当分清虚证所在的脏腑经络等部位及其精气血津液阴阳中的何种虚衰,还应掌握用药的峻缓量度。虚证一般宜缓图,少用峻补,免成药害。

(2)祛邪:适用于实证或真实假虚证。祛邪的运用,当辨清病邪性质、强弱、所在病位,而采用相应的治法。还应注意中病则止,以免用药太过而伤正。

2.同时运用

扶正与祛邪的同时使用,即攻补兼施,适用于虚实夹杂的病证。由于虚实有主次之分,因而攻补同时使用时亦有主次之别。

(1)扶正兼祛邪:即扶正为主,辅以祛邪。适用于以正虚为主的虚实夹杂证。

(2)祛邪兼扶正:即祛邪为主,辅以扶正。适用于以邪实为主的虚实夹杂证。

3.先后运用

扶正与祛邪的先后运用,也适用于虚实夹杂证。主要是根据虚实的轻重缓急而变通使用。

（1）先扶正后祛邪：即先补后攻。适应于正虚为主，机体不能耐受攻伐者。此时兼顾祛邪反能更伤正气，故当先扶正以助正气，正气能耐受攻伐时再予以祛邪，可免"贼去城空"之虞。

（2）先祛邪后扶正：即先攻后补。适应于以下两种情况：一是邪盛为主，兼扶正反会助邪；二是正虚不甚，邪势方张，正气尚能耐攻者。此时先行祛邪，邪气速去则正亦易复，再补虚以收全功。总之，扶正祛邪的应用，应知常达变，灵活运用，据具体情况而选择不同的用法。

四、调整阴阳

阴阳失去平衡协调是疾病的基本病机，对此加以调治即为调整阴阳。调整阴阳，即指纠正疾病过程中机体阴阳的偏盛偏衰，损其有余、补其不足，恢复人体阴阳的相对平衡。

（一）损其有余

损其有余，即"实则泻之"，适用于人体阴阳中任何一方偏盛有余的实证。

1.泻其阳盛

"阳胜则热"的实热证，据阴阳对立制约原理，宜用寒凉药物以泻其偏盛之阳热，此即"热者寒之"之意。若在阳偏盛的同时，由于"阳胜则阴病"，每易导致阴气的亏减，此时不宜单纯地清其阳热，而须兼顾阴气的不足，即清热的同时，配以滋阴之品，即祛邪为主兼以扶正。

2.损其阴盛

"阴胜则寒"的实寒证，宜用温热药物以消解其偏盛之阴寒。此即"寒者热之"之意。若在阴偏盛的同时，由于"阴胜则阳病"，每易导致阳气的不足，此时不宜单纯地温散其寒，还须兼顾阳气的不足，即在散寒的同时，配以扶阳之品，同样是祛邪为主兼以扶正之法。

（二）补其不足

补其不足，即"虚则补之"，适用于人体阴阳中任何一方虚损不足的病证。调补阴阳，又有据阴阳相互制约原理的阴阳互制的调补阴阳及据阴阳互根原理的阴阳互济的调补阴阳。阴阳两虚者则宜阴阳并补。

1.阴阳互制之调补阴阳

当阴虚不足以制阳而致阳气相对偏亢的虚热证时，治宜滋阴以抑阳，即唐·王冰所谓"壮水之主，以制阳光"（《素问·至真要大论》注语），《素问·阴阳应象大论》称之为"阳病治阴"。这里的"阳病"指的是阴虚则阳气相对偏亢，治阴即补阴之意。

当阳虚不足以制阴而致阴气相对偏盛的虚寒证时,治宜扶阳以抑阴,即王冰所谓"益火之源,以消阴翳"(《素问·至真要大论》注语)。《素问·阴阳应象大论》称之为"阴病治阳"。这里的"阴病"指的是阳虚则阴气相对偏盛,治阳即补阳之意。

2.阴阳互济之调补阴阳

对于阴阳偏衰的虚热及虚寒证的治疗,明·张介宾还提出了阴中求阳与阳中求阴的治法,他说:"善补阳者,必于阴中求阳,则阳得阴助而生化无穷;善补阴者,必于阳中求阴,则阴得阳升而泉源不竭"(《景岳全书·新方八阵》)。此即阴阳互济的方法。即据阴阳互根的原理,补阳时适当佐以补阴药谓之阴中求阳,补阴时适当佐以补阳药谓之阳中求阴。其意是使阴阳互生互济,不但能增强疗效,同时亦能限制纯补阳或纯补阴时药物的偏性及不良反应。如肾阴虚衰而相火上僭的虚热证,可用滋阴降火的知柏地黄丸少佐温热的肉桂以阳中求阴,引火归源,即是其例。

3.阴阳并补

对阴阳两虚则可采用阴阳并补之法治疗。但须分清主次而用,阳损及阴者,以阳虚为主,则应在补阳的基础上辅以滋阴之品;阴损及阳者,以阴虚为主,则应在滋阴的基础上辅以补阳之品。

应当指出,阴阳互济之调补和阴阳并补两法,虽然用药上都是滋阴、补阳并用,但主次分寸不同,且适应的证候有别。

4.回阳救阴

此法适用于阴阳亡失者。亡阳者,当回阳以固脱;亡阴者,当救阴以固脱。由于亡阳与亡阴实际上都是一身之气的突然大量脱失,故治疗时都要兼以峻剂补气,常用人参等药。

此外,对于阴阳格拒的治疗,则以寒因寒用,热因热用之法治之。阳盛格阴所致的真热假寒证,其本质是实热证,治宜清泻阳热,即寒因寒用;阴盛格阳所致的真寒假热证,本质是寒盛阳虚,治宜温阳散寒,即热因热用。

总之,运用阴阳学说以指导治疗原则的确定,其最终目的在于选择有针对性的调整阴阳之措施,以使阴阳失调的异常情况复归于协调平衡的正常状态。

五、调理精气血津液

精气血津液是脏腑经络功能活动的物质基础,生理上各有不同功用,彼此之间又相互为用。因此,病理上就有精气血津液各自的失调及互用关系失调。而调理精气血津液则是针对以上的失调而设的治疗原则。

(一)调精

1.填精

填精补髓用于肾精亏虚,此精指的是具有生殖、濡养、化气、生血、养神等功能的一般意义的精,包括先天之精和后天水谷之精。精之病多以亏虚为主,主要表现为生长发育迟缓,生殖功能低下或不能生育,以及气血神的生化不足等,可以补髓填精之法治之。

2.固精

固精之法用于滑精、遗精、早泄,甚至精泄不止的精脱之候。其总的病机均为肾气不固,故治当补益肾气以摄精。

3.疏利精气

精之病尚见于阴器脉络阻塞,以致败精、浊精郁结滞留,难以排出;或肝失疏泄,气机郁滞而致的男子不排精之候。治当疏利精气,通络散结。

(二)调气

1.补气

用于较单纯的气虚证。由于一身之气的生成,源于肾所藏先天之精化生的先天之气(即元气),脾胃化水谷而生的水谷之精所化之气,以及由肺吸入的自然界清气。因此,补气多为补益肺、脾、肾。又由于卫气、营气、宗气的化生及元气的充养多与脾胃化生的水谷之气有关,故尤为重视对脾气的补益。

2.调理气机

用于气机失调的病证。气机失调的病变主要有气滞、气逆、气陷、气闭、气脱等。治疗时气滞者宜行气,气逆者宜降气,气陷者宜补气升气,气闭者宜顺气开窍通闭,气脱者则宜益气固脱。

调理气机时,还须注意顺应脏腑气机的升降规律,如脾气主升,肝气疏泄升发,常宜畅其升发之性;胃气主通降,肺气主肃降,多宜顺其下降之性。

(三)调血

1.补血

用于单纯的血虚证。由于血源于水谷精微,与脾胃、心、肝、肾等脏腑的机能密切相关。因此补血时,应注意同时调治这些脏腑的机能,其中又因"脾胃为后天之本""气血生化之源",故尤为重视对脾胃的补养。

2.调理血运

血运失常的病变主要有血瘀、出血等,而血寒是血瘀的主要病机,血热、气虚、瘀血是出血的主要病机。治疗时,血瘀者宜活血化瘀,因血寒而瘀者宜温经散寒行血;出血者宜止血,且须据出血的不同病机而施以清热、补气、活血等法。

(四)调津液

1.滋养津液

用于津液不足证。其中实热伤津,宜清热生津。

2.祛除水湿痰饮

用于水湿痰饮证。其中湿盛者宜祛湿、化湿或利湿;水肿或水臌者,宜利水消肿;痰饮为患者,宜化痰逐饮。因水液代谢障碍,多责之肺、脾、肾、肝,故水湿痰饮的调治,从脏腑而言,多从肺、脾、肾、肝入手。

(五)调理精气血津液的关系

1.调理气与血的关系

由于气血之间有着互根互用的关系,故病理上常相互影响而有气病及血或血病及气的病变,结果是气血同病,故需调理两者的关系。

气虚生血不足,而致血虚者,宜补气为主,辅以补血,或气血双补;气虚行血无力而致血瘀者,宜补气为主,辅以活血化瘀;气滞致血瘀者,行气为主,辅以活血化瘀;气虚不能摄血者,补气为主,辅以收涩或温经止血。

血虚不足以养气,可致气虚,宜补血为主,辅以益气;但气随血脱者,因"有形之血不能速生,无形之气所当急固"(清·程国彭《医学心悟》),故应先益气固脱以止血,待病势缓和后再进补血之品。

2.调理气与津液的关系

气与津液生理上同样存在互用的关系,故病理上也常相互影响,因而治疗上就要调理两者关系的失常。

气虚而致津液化生不足者,宜补气生津;气不行津而成水湿痰饮者,宜补气、行气以行津;气不摄津而致体内津液丢失者,宜补气以摄津。而津停而致气阻者,在治水湿痰饮的同时,应辅以行气导滞;气随津脱者,宜补气以固脱,辅以补津。

3.调理气与精关系

生理上气能疏利精行,精与气又可互相化生。病理上气滞可致精阻而排出障碍,治宜疏利精气;精亏不化气可致气虚,气虚不化精可致精亏,治宜补气填精并用。

4.调理精血津液的关系

"精血同源",故血虚者在补血的同时,也可填精补髓;精亏者在填精补髓的同时,也可补血。"津血同源",病理上常有津血同病而见津血亏少或津枯血燥,治当补血养津或养血润燥。

六、三因制宜

"人以天地之气生",指人是自然界的产物,自然界天地阴阳之气的运动变化与人体是息息相通的,因此人的生理活动、病理变化必然受着诸如时令气候节律、地域环境等因素的影响。患者的性别、年龄、体质等个体差异,也对疾病的发生、发展与转归产生一定的影响。因此,在治疗疾病时,就必须根据这些具体因素作出分析,区别对待,从而制定出适宜的治疗方法,即所谓因时、因地和因人制宜。这也是治疗疾病所必须遵循的一个基本原则。

(一)因时制宜

根据时令气候节律特点,来制定适宜的治疗原则,称为"因时制宜"。因时之"时"一是指自然界的时令气候特点,二是指年、月、日的时间变化规律。《灵枢·岁露论》说:"人与天地相参也,与日月相应也。"因而年月季节、昼夜晨昏时间因素,既可影响自然界不同的气候特点和物候特点,同时对人体的生理活动与病理变化也带来一定影响,因此,就要注意在不同的天时气候及时间节律条件下的治疗宜忌。

以季节而言,由于季节间的气候变化幅度大,故对人的生理病理影响也大。如夏季炎热,机体当此阳盛之时,腠理疏松开泄,则易于汗出,即使感受风寒而致病,辛温发散之品亦不宜过用,以免伤津耗气或助热生变。至于寒冬时节,人体阴盛而阳气内敛,腠理致密,同是感受风寒,则辛温发表之剂用之无碍;但此时若病热证,则当慎用寒凉之品,以防损伤阳气。即如《素问·六元正纪大论》所说:"用寒远寒,用凉远凉,用温远温,用热远热,食宜同法。"即用寒凉方药及食物时,当避其气候之寒凉;用温热方药及食物时,当避其气候之温热。又如暑多夹湿,故在盛夏多注意清暑化湿;秋天干燥,则宜轻宣润燥等。

以月令而言,《素问·八正神明论》说:"月始生,则血气始精,卫气始行;月郭满,则血气实,肌肉坚;月郭空,则肌肉减,经络虚,卫气虚,形独居。"并据此而提出"月生无泻,月满无补,月郭空无治,是谓得时而调之"的治疗原则。即提示治疗疾病时须考虑每月的月相盈亏圆缺变化规律,这在针灸及妇科的月经病治疗中较为常用。

以昼夜而言,日夜阴阳之气比例不同,人亦应之。因而某些病证,如阴虚的午后潮热,湿温的身热不扬而午后加重,脾肾阳虚之五更泄泻等,也具有日夜的时相特征,亦当考虑在不同的时间实施治疗。针灸中的"子午流注针法"即是根据不同时辰而有取经与取穴的相对特异性,是择时治疗的最好体现。

(二)因地制宜

根据不同的地域环境特点,来制定适宜的治疗原则,称为"因地制宜"。不同的地域,地势有高下,气候有寒热湿燥、水土性质各异。因而,在不同地域长期生活的人就具有不同的体质差异,加之其生活与工作环境、生活习惯与方式各不相同,使其生理活动与病理变化亦不尽相同,因地制宜就是考虑这些差异而实施治疗。

如我国东南一带,气候温暖潮湿,阳气容易外泄,人们腠理较疏松,易感外邪而致感冒,且一般以风热居多,故常用桑叶、菊花、薄荷一类辛凉解表之剂;即使外感风寒,也少用麻黄、桂枝等温性较大的解表药,而多用荆芥、防风等温性较小的药物,且份量宜轻。而西北地区,气候寒燥,阳气内敛,人们腠理闭塞,若感邪则以风寒居多,以麻黄、桂枝之类辛温解表多见,且份量也较重。

也有一些疾病的发生与不同地域的地质水土状况密切相关,如地方性甲状腺肿、大骨节病、克山病等地方性疾病。因而治疗时就必须针对疾病发生在不同的地域背景而实施适宜的治疗方法与手段。

(三)因人制宜

根据患者的年龄、性别、体质等不同特点,来制定适宜的治疗原则,称为"因人制宜"。不同的患者有其不同的个体特点,应根据每个患者的年龄、性别、体质等不同的个体特点来制定适宜的治则。如清·徐大椿《医学源流论》指出:"天下有同此一病,而治此则效,治彼则不效,且不惟无效,而及有大害者,何也?则以病同人异也。"

1.年龄

年龄不同,则生理功能、病理反应各异,治宜区别对待。如小儿生机旺盛,但脏腑娇嫩,气血未充,发病则易寒易热,易虚易实,病情变化较快。因而,治疗小儿疾病,药量宜轻,疗程多宜短,忌用峻剂。青壮年则气血旺盛,脏腑充实,病发则由于邪正相争剧烈而多表现为实证,可侧重于攻邪泻实,药量亦可稍重。而老年人生机减退,气血日衰,脏腑机能衰减,病多表现为虚证,或虚中夹实。因而,多用补虚之法,或攻补兼施,用药量应比青壮年少,中病即止。

2.性别

男女性别不同,各有其生理、病理特点,治疗用药亦当有别。妇女生理上以血为本,以肝为先天,病理上有经、带、胎、产诸疾及乳房、胞宫之病。月经期、妊娠期用药时当慎用或禁用峻下、破血、重坠、开窍、滑利、走窜及有毒药物;带下以祛湿为主;产后诸疾则应考虑是否有恶露不尽或气血亏虚,从而采用适宜的治法。男子生理上则以精气为主,以肾为先天,病理上精气易亏而有精室疾患及男性功能障碍等特有病证,如阳痿、阳强、早泄、遗精、滑精以及精液异常等,宜在调肾基础上结合具体病机而治。

3.体质

因先天禀赋与后天生活环境的不同,个体体质存在着差异,一方面不同体质有着不同的病邪易感性,另一方面,患病之后,由于机体的体质差异与反应性不同,病证就有寒热虚实之别或"从化"的倾向。因而治法方药也应有所不同:偏阳盛或阴虚之体,当慎用温热之剂;偏阴盛或阳虚之体,则当慎用寒凉之品;体质壮实者,攻伐之药量可稍重;体质偏弱者,则应采用补益之剂。

三因制宜的原则,体现了中医治疗上的整体观念以及辨证论治在应用中的原则性与灵活性,只有把疾病与天时气候、地域环境、患者个体诸因素等加以全面的考虑,才能使疗效得以提高。

第二节 治 疗 方 法

一、汗法

汗法,亦称解表法,即通过开泄腠理,促进发汗,使表证随汗出而解的治法。

(一)应用要点

汗法,不仅能发汗,凡欲祛邪外出,透邪于表,畅通气血,调和营卫,皆可酌情用之。临床常用于解表、透疹、祛湿和消肿。

1.解表

通过发散,以祛除表邪,解除恶寒发热、鼻塞流涕、头项强痛、肢体酸痛、脉浮等表证。由于表证有表寒、表热之分,因而汗法又有辛温、辛凉之别。辛温用于表寒,以麻黄汤、桂枝汤、荆防败毒散为代表;辛凉用于表热证,以桑菊饮、银翘散等为代表。

2.透疹

通过发散,以透发疹毒。如麻疹初起,疹未透发,或难出而透发不畅,均可用汗法透之,使疹毒随汗透而散于外,以缓解病势。透疹之汗法,一般用辛凉,少用辛温,且宜选用具有透疹功能的解表药组成。如升麻葛根汤、竹叶柳蒡汤。尚需注意者,麻疹虽为热毒,宜于辛凉清解,但在初起阶段,应避免使用苦寒沉降之品,以免疹毒冰伏,不能透达。

3.祛湿

通过发散,以祛风除湿。故外感风寒而兼有湿邪,以及风湿痹证,均可酌用汗法。素有脾虚蕴湿,又感风寒湿邪,内外相会,风湿相搏,发为身体烦疼,并见恶寒发热无汗、脉浮紧等表证,法当发汗以祛风湿,兼以燥湿健脾,宜用麻黄加术汤。如有湿郁化热之象,症见一身尽疼、发热、日晡加剧者,则法当宣肺祛风、渗湿除痹,如麻黄杏仁薏苡甘草汤之类。

4.消肿

通过发散,既可逐水外出而消肿,更能宣肺利水以消肿。故汗法可用于水肿实证而兼有表证者。对于风水恶风、脉浮、一身悉肿、口渴、不断出汗而表有热者,为风水夹热,法当发汗退肿,兼以清热,宜越婢汤或越婢加术汤,如与五皮饮合方,疗效更佳。对于身面水肿、恶寒无汗、脉沉小者,则属少阴虚寒而兼表证,法当发汗退肿,兼以温阳,宜用麻黄附子甘草汤加减。

(二)注意事项

1.注意不要过汗

运用汗法治疗外感热病,要求达到汗出热退,脉静身凉,以周身微汗为度,不可过汗和久用。发汗过多,甚则大汗淋漓,则耗伤阴液,可致伤阴或亡阳。张仲景在《伤寒论》中说:"温服令一时许,遍身杂杂微似有汗者益佳,不可令如水流漓,病必不除。"他强调汗法应中病即止,不必尽剂,同时对助汗之护理也甚重视。凡方中单用桂枝发汗者,要求啜热粥或温服以助药力,若与麻黄、葛根同用者,则一般不需啜热粥或温服。乃因药轻则需助,药重则不助,其意仍在使发汗适度。

2.注意用药峻缓

使用汗法,应视病情轻重与正气强弱而定用药之峻缓。一般表虚用桂枝汤调和营卫,属于轻汗法;而表实用麻黄汤发泄郁阳,则属于峻汗法。此外尚有麻桂各半汤之小汗法,以及桂二麻一汤之微汗法等。使用汗法,还应根据时令及体质而定峻缓轻重。暑天炎热,汗之宜轻,配用香薷饮之类;冬令严寒,汗之宜重,酌选麻黄汤之类。体质虚者,汗之宜缓,用药宜轻;体质壮实,汗之可峻,用药宜重。

3.注意兼杂病证

由于表证有兼杂证候的不同,汗法又当配以其他治法。如兼气滞者,当理气解表,用香苏散之类;兼痰饮者,当化饮解表,用小青龙汤之类。尤需注意的是,对于虚人外感,务必照顾正气,采用扶正解表之法。兼气虚者,当益气解表,如用参苏饮、人参败毒散;兼阳虚者,当助阳解表,如用麻黄附子细辛汤;兼血虚者,当养血解表,如用葱白七味饮;兼阴虚者,当滋阴解表,如用加减葳蕤汤。

4.注意不可妄汗

《伤寒论》中论述不可汗的条文甚多,概括起来就是汗家、淋家、疮家、衄家、亡血家、咽喉干燥、尺中脉微、尺中脉迟,以及病在里者,均不可汗。究其原因,或是津亏,或是血虚,或是阳弱,或兼热毒,或兼湿热,或种种因素兼而有之,故虽有表证,仍不可单独使用辛温发汗,必须酌情兼用扶正或清热等法。此外,对于非外感风寒之发热头痛,亦不可妄汗。

二、清法

亦称清热法,即通过寒凉泄热的药物和措施,使邪热外泄,消除里热证的治法。其内容十分丰富,应用也很广泛。

(一)应用要点

1.清热生津

温病出现高热烦躁、汗出蒸蒸、渴喜冷饮、舌红苔黄、脉洪大等症,是热入气分,法当清热生津,常用白虎汤之类;如正气虚弱,或汗多伤津,则宜白虎加人参汤;温病后期,余热未尽,津液已伤,胃气未复,又宜用竹叶石膏汤一类,以清热生津、益气和胃。

2.清热凉血

温病热入营血,症见高热烦躁、谵语神昏、全身发斑、舌绛少苔、脉细而数,或因血热妄行,引起咯血、鼻衄及皮下出血等,均宜清热凉血。如营分热甚用清营汤,血分热甚用犀角地黄汤,血热发斑用化斑汤等。

3.清热养阴

温病后期,伤津阴虚,夜热早凉,热退无汗;或肺痨阴虚,午后潮热,盗汗咳血,均宜清热养阴。如温病后期,伤阴虚热,用青蒿鳖甲汤之类;虚劳骨蒸,用秦芫鳖甲散之类。

4.清热解暑

暑热证,发热多汗、心烦口渴、气短倦怠,舌红脉虚;或小儿疰夏,久热不退,均宜清热解暑,或兼益气生津。如用清络饮解暑清热,用清暑益气汤消暑补气,用生脉散加味治疗暑热而致之气阴两虚等。

5.清热解毒

热毒诸证,如丹毒、疔疮、痈肿、喉痹、痄腮,以及各种疫证、内痈等,均宜清热解毒。如疔毒痈肿用五味消毒饮;泻实火、解热毒用黄连解毒汤;解毒、疏风、消肿,则用普济消毒饮等。

6.清热除湿

湿热为患,当以其病性病位不同而选用适当方药。如肝胆湿热用龙胆泻肝汤,湿热黄疸用茵陈蒿汤,湿热下痢用香连丸或白头翁汤等。

7.清泻脏腑

脏腑诸火,均宜清热泻火。如心火炽盛,见烦躁失眠、口舌糜烂、大便秘结,甚则吐衄者,用大黄泻心汤以清心火;心移热于小肠,兼见尿赤涩痛者,用导赤散泻心火兼清小肠;肝胆火旺,见面目红赤、头痛失眠、烦躁易怒、胸胁疼痛、便结尿黄者,用龙胆泻肝汤清泻肝胆;胃火牙痛,见口唇溃痛,用清胃散泻胃火;肺热咳嗽,用泻白散清肺火;肾虚火亢,见潮热、盗汗、遗精者,用知柏地黄汤泻肾火等。

(二)注意事项

1.注意真热假热

使用清法,必须针对实热之证而用,勿为假象所迷惑,对于真寒假热,尤须仔细辨明,以免误用清法,造成严重后果。正如《医学心悟》指出:"有命门火衰,浮阳上泛,有似于火者;又有阴盛格阳假热之证,其人面赤狂躁,欲坐卧泥水中;或数日不大便,或舌黑而润,或脉反洪大,峥峥然鼓击于指下,按之豁然而空者;或口渴欲得冷饮而不能下;或因下元虚冷,频饮热汤以自救。世俗不识,误投凉药,下咽即危矣。此不当清而清之误也。"

2.注意虚火实火

使用清法,又须分清外感与内伤、虚火与实火。外感多实,内伤多虚,病因各异,治法迥别。外感风寒郁闭之火,当散而清之;湿热之火,则渗而清之;燥热之火,宜润而清之;暑热伤气虽因感邪而致,仍应补而清之。对于内伤七情,火从内发者,应针对引起虚火的不同病因病机分别处治。气虚者补其气;血虚者养其血;其阴不足而火上炎者,当壮水之主;真阳虚衰而虚火上炎者,又宜引火归源。

3.注意因人而清

使用清法,还须根据患者体质之强弱以酌其轻重。对体虚者,不可清之过重,以免反伤正气,甚则产生变证。一般而论,壮实之体,患了实热之证,清之稍重;若本体虚,脏腑本寒,饮食素少,肠胃虚弱,或产后、病后之热证,亦宜轻用。倘清剂过多,则治热未已,而寒生矣。故清法之投,当因人而用。

4.注意审证而清

火热之证,有微甚之分,故清法亦有轻重之别。药轻病重,则难取效;病轻药重,易生变证。凡大热之证,清剂太微,则病不除;微热之证,而清剂太过,则寒证即至。但不及犹可再清,太过则常会引起病情的变化。所以临证之时,必须审证而清。

由于热必伤阴,进而耗气,因此尚须注意清法与滋阴、补气法的配合应用。一般清火泻热之药,不可久用,热去之后,即配以滋阴扶脾益气之药,以善其后。

三、下法

下法亦称泻下法,即通过通便、下积、泻实、逐水,以消除燥屎、积滞、实热及水饮等证的治法。

(一)应用要点

下法的运用甚为广泛。由于病有寒热,体有强弱,邪有兼杂,因而下法又有寒下、温下、润下及逐水之别。

1.寒下

里实热证,见大便燥结、腹满疼痛、高热烦渴;或积滞生热,腹胀而痛;或肠痈为患,腑气不通;或湿热下痢,里急后重特甚;或血热妄行、吐血衄血;或风火眼病等等。凡此种种,均宜寒下。常用寒性泻下药,如大黄、芒硝、番泻叶等。应当根据不同的病机性质来选方,如阳明胃家实用大承气汤;阳明温病,津液已伤,用增液承气汤;肠痈用大黄牡丹皮汤;吐血用三黄泻心汤。

2.温下

脾虚寒积,见脐下硬结、大便不通、腹隐痛、四肢冷、脉沉迟;或阴寒内结,见腹胀水肿、大便不畅,皆可温下。常以温阳散寒的附子、干姜之类与泻药并用,如温脾汤、大黄附子汤;也有酌选巴豆以温逐寒积的,如备急丸。

3.润下

热盛伤津,或病后津亏,或年老津涸,或产后血虚而便秘,或长期便结而无明显兼证者,均可润下。常选用清润滑肠的五仁汤、麻仁丸等。

4.逐水

水饮停聚体内,或胸胁有水气,或腹肿胀满,或水饮内停且腑气不通,凡脉症俱实者,皆可逐水。常选十枣汤、舟车丸、甘遂通结汤等。

(二)注意事项

1.注意下之时机

使用下法,意在祛邪,既不宜迟,也不可过早,总以及时为要。只要表解里实,选用承气诸剂,釜底抽薪,顿挫邪势,常获良效。临床每见通便二三次后,高热递退,谵语即止,舌润津复。如邪虽陷里,尚未成实,过早攻下,则邪正相扰,易生变证。如伤寒表证未罢,病在阳也,下之则会转为结胸;或邪虽入里,而散漫于三阴经络之间,尚未结实,若攻下之,可成痞气。然而临床若拘于"下不厌迟"和"结粪方下"之说,以致邪气入里成实,医者仍失时不下,可使津液枯竭,攻补两难,甚则势难挽回。故吴又可在《温疫论》中强调指出:"大凡客邪贵乎早逐,乘人气血未乱,肌肉未消,津液未耗,患者不至危殆,投剂不至掣肘,愈后亦易平复……勿拘于下不厌迟之说。"他又说:"承气本为逐邪,而非专为结粪而设也。如必俟其粪结,血液为热所搏,变证迭起,是犹酿痈贻害,医之过也。"

2.注意下之峻缓

使用下法逐邪,当度邪之轻重,察病之缓急,以定峻下缓下。如泻实热多用承气汤,但因热结之微甚而有所选择:大承气用于痞满燥实兼全者,小承气用于痞满燥而实轻者,调胃承气则用于燥实而痞满轻者。泻剂之剂量亦与峻缓有关。一般量多剂大常峻猛,量少剂小则缓和。此外泻下之峻缓,尚与剂型有关,攻下之力,汤剂胜于丸散,如需峻下,反用丸剂,亦可误事;如欲缓下,则宜丸剂,如麻仁丸之用于脾约证等。

3.注意分清虚实

实证当下,已如前述。虚人禁下,古籍早有明文,诸如患者阳气素微者不可下,下之则呃;患者平素胃弱,亦不可下,下之则易出变证。对这些虚人患病,又非下不可,则当酌选轻下之法,或选润导之法,或选和下之法;亦可采取先补而后攻,或暂攻而随后补。此皆辨虚人之下,下之得法之需也。

四、消法

消法亦称消导或消散法,即通过消导和散结,使积聚之实邪逐渐消散的治法。消法应用广泛,主要包括化食、磨积、豁痰、利水等几个方面。

(一)应用要点

1.化食

化食为狭义之消法,亦称消食法,即用消食化滞的方药以消导积滞。适用于因饮食不节,食滞肠胃,以致纳差厌食,上腹胀闷,嗳腐呕吐,舌苔厚腻等症。一般多选保和丸、楂曲平胃散之类。如病情较重,腹痛泄泻,泻下不畅,苔厚黄腻,多属食滞兼有湿热,又宜选用枳实导滞丸之类,以消积导滞、清利湿热;脾虚而兼食滞者,则宜健脾消导,常用枳术丸之类。

2.磨积

就气积之治疗而言,凡脾胃气滞,均宜行气和胃,如胃寒气滞,疼痛较甚者,用良附丸;如兼火郁,则用越鞠丸;肝郁气滞,宜行气疏肝,一般多用柴胡疏肝散;兼见血瘀刺痛者,加用丹参饮等。

就血积之治疗而言,则须视血瘀之程度而酌选活血、行血及破血之法。

(1)活血:是以调节寒热偏胜为主,辅以活血之品,以促进血液运行。如寒凝血瘀之痛经,用温经汤加减;温病热入营血兼有瘀滞,用清营汤加减等。

(2)行血:是以活血为主,配以行气之品,以收通畅气血、宣痹止痛之效。如用失笑散治真心痛及胸胁痛。

(3)破血:是以破血逐瘀为主,或与攻下药并用,以攻逐瘀血、蓄血及痞块,常用血府逐瘀汤、桃核承气汤、大黄䗪虫丸等。

3.豁痰

由于肺为贮痰之器,故豁痰则以治肺为主。而脾为生痰之源,故化痰常兼治脾。风寒犯肺,痰湿停滞,宜祛风化痰,如用止嗽散、杏苏散;痰热相结,壅滞于肺,又宜清热化痰,如用清气化痰丸;痰湿内滞,肺气上逆,则宜祛痰平喘,偏寒者用射干麻黄汤,兼热者用定喘汤;脾虚而水湿运化失权,聚而生痰,痰湿较显者用二陈汤。

4.利水

利水一法,既应区别水停之部位,又须辨明其性质。如水饮内蓄,其在中焦者,为渴为呕,为下利,为心腹痛,症状多端,一般可用茯苓、白术、半夏、吴茱萸等为主药;其在下焦者,虚冷则温而导之,如肾气丸;湿热则清而泄之,如八正散。水饮外溢者,必为水肿,轻则淡渗利湿,重则从其虚实而施剂。阴水宜温利之方,如实脾散;阳水宜清利之剂,如疏凿饮子等。

(二)注意事项

1.注意辨清病位

由于病邪郁滞之部位有在脏、在腑、在气、在血、在经络等不同,消散之法亦应按其受病部位之不同而论治,用药亦须使其直达病所,则病处当之,收效较快,且不致诛伐无辜。

2.注意辨清虚实

消法虽不及下法之猛烈,但总属攻邪之法,务须分清虚实,以免误治。如脾虚水肿,土衰不能制水而起,非补土难以利水;真阳大亏,肾衰不能主水而肿,非温肾难消其肿。他如脾虚失运而食滞者,气虚津停而酿痰者,肾虚水泛而饮停者,血枯乏源而经绝者,皆非消导所可行,如妄用或久用之,则常会导致变证的发生。

五、补法

补法亦称补益法,即通过补益人体的阴阳气血,以消除各种不足证候,或扶正以祛邪,促使病证向愈的治法。

(一)应用要点

补法的内容十分丰富,其临床应用甚为广泛,但究其大要,主要包括以下几个方面。

1.补气

气虚为虚证中常见的证候,但有五脏偏重之不同,故补气亦有补心气、补肺气、补脾气、补肾气、补肝气等不同法则。尚须指出的是,因少火生气,血为气之母,故补气中应区别不同情况,配以助阳药和补血药,则收效更佳。

2.补血

血虚临床亦甚常见,若出现头晕目眩,心悸怔忡,月经量少,色淡,面唇指甲淡白失荣,舌淡脉细等症,当用补血之法,方如四物汤等。因气为血帅,阳生阴长,故补血须不忘补气。

3.补阴

阴虚亦为虚证中常见之证候,其表现也很复杂,故补阴之要点重在分清病位,方能药证相对,收效显著。如不分清阴虚之所在,用滋肝阴之一贯煎去补肺阴,用养胃阴之益胃汤去补肾阴,缺乏针对性,势必影响效果。

4.补阳

阳虚的临床表现,主要为畏寒肢冷,冷汗虚喘,腰膝酸软,腹泻水肿,舌胖而淡,脉沉而迟等症,当用补阳之法,常选右归丸治肾阳虚,理中汤治脾阳虚,桂枝甘草汤治心阳虚等,都要注重分清病位。

(二)注意事项

1.注意兼顾气血

气血皆是人体生命活动的物质基础,气为血帅,血为气母,关系极为密切,气虚可致血虚,血虚可致气虚。故治气虚常兼顾补血,如补中益气汤之配用当归;治血虚又常注重补气,如当归补血汤之重用黄芪。至于气血两亏者,自应气血双补。

2.注意调补阴阳

阴和阳在整个病机变化过程中,可分不可离。一方虚损,常可导致对方的失衡。例如肾阴虚久则累及肾阳,肾阳虚也可累及肾阴,常形成阴损及阳或阳损及阴的肾阴阳两虚。因此,不仅对肾阴阳两虚治以阴阳双补,而且对于单纯阴虚或阳虚之证,补益时也应顾及对方。所以张景岳在《景岳全书》中就强调:"善补阳者,必于阴中求阳,则阳得阴助而生化无穷;善补阴者,必于阳中求阴,则阴得阳升而泉源不竭。"此说极为精当。

3.注意分补五脏

每一脏腑的生理功能不同,其虚损亦各具特点,故《难经》提出了"五脏分补"之法。《景岳全书》也曾指出:"用补之法,则脏有阴阳,药有宜否。宜阳者必先于气,宜阴者必先于精,凡阳虚多寒者,宜补以甘温,而清润之品非所宜;阴虚多热者,宜补以甘凉,而辛燥之类不可用。"由于"肾为先天之本""脾为后天之本",故补益脾肾二脏,素为医家所重,至于补脾补肾,孰重孰轻,当视具体病情而各有侧重,不可偏废。

4.注意补之峻缓

补有峻缓,应量证而定。凡阳气骤衰,真气暴脱,或血崩气脱,或津液枯竭,皆宜峻补,使用大剂重剂,以求速效。如正气已虚,但邪气尚未完全消除,宜用缓补之法,不求速效,积以时日,渐以收功。对于病虽属虚,而用补法有所顾忌者,如欲补气而于血有虑,欲补血又恐其碍气,欲补上而于下有碍,欲补下而于上有损,或其症似虚非虚,似实非实,则可择甘润之品,用平补之法较为妥当。此外,对于虚不受补者,如拟用补,更当以平补为宜。

5.注意不可妄补

虚证当补,无可非议。但因药性皆偏,益于此必损于彼。大凡有益于阳虚者,必不利于阴;有益于阴虚者,必不利于阳。同时无毒之药,性虽和平,久用多用则亦每气有偏胜。由此可知,无虚之证,妄加以补,不仅无益,反而有害。此外,若逢迎病家畏攻喜补之心理而滥施补剂,则为害尤甚。

六、温法

温法亦称温阳法。即通过扶助人体阳气以温里祛寒、回阳,从而消除里寒证的治法。主要包括温里散寒、温经散寒和回阳救逆3个方面。

(一)应用要点

1.温里散寒

由于寒邪直中脏腑,或阳虚内寒,症见身寒肢凉、脘腹冷痛、呕吐泄泻、舌淡苔润、脉沉迟弱等,宜温中散寒,常选用理中汤、吴茱萸汤之类。若见腰痛水肿、夜尿频频等症,则属脾肾虚寒,阳不化水,水湿泛滥,又宜酌选真武汤、济生肾气丸等,以温肾祛寒,温阳利水。

2.温经散寒

由于寒邪凝滞于经络,血脉不畅,症见四肢冷痛、肤色紫黯、面青舌瘀,脉细而涩等,法当温经散寒,养血通脉,常选用当归四逆汤等。如寒湿浸淫,四肢拘急,发为痛痹,亦宜温散,常用乌头汤。

3.回阳救逆

由阳虚内寒可进而导致阳气虚脱,症见四肢厥逆,畏寒蜷卧,下利清谷,冷汗淋漓,气短难续,口鼻气冷,面色青灰,苔黑而润,脉微欲绝等,急宜回阳救逆,并辅以益气固脱,常酌选四逆汤、参附汤、回阳救急汤等。

(二)注意事项

1.注意辨识假象

使用温法,必须针对寒证,勿为假象所惑,对真热假寒,尤须仔细辨明,以免误用温法。如伤寒化燥,邪热传里,见口咽干、便闭谵语,以及发黄狂乱、衄血便血诸症,均不可温。若病热已深,厥逆渐进,舌则干枯,反不知渴;又或夹热下利,神昏气弱;或脉来涩滞,反不应指;或面似烟熏,形如槁木,近之无声,望之似脱;甚至血液衰耗,筋脉拘挛,但唇齿舌干燥而不可解者。凡此均属真热假寒之候,均不宜温。若妄投热剂,必致贻误,使病势逆变。

2.注意掌握缓急

寒证较重,温之应峻;寒证轻浅,温之宜缓。由于温热之药,性皆燥烈,因而临床常见温之太过,寒证虽退,但因耗血伤津,反致燥热之证。因此,如非急救回阳,宜少用峻剂重剂。寒而不虚,当专用温;若寒而且虚,则宜甘温,取其补虚缓寒。而兼痰、兼食、兼滞者,均宜兼而治之。故温法之运用,应因证、因人、因时,方能全面照顾。

七、和法

和法亦称和解法,即通过和解表里的方药,以解除半表半里证的一种治法。和法的内容丰富,应用广泛,究其大要,对外感疾病用于和解表里,对内伤杂病则主要用于调和肝脾、调和胆胃以及调和胃肠等方面。

(一)应用要点

1.和解表里

外感半表半里之证,邪正分争,症见往来寒热,胸胁苦满,心烦喜呕,口苦咽干,苔薄脉弦等,法当和解表里,以扶正祛邪、清里达表的小柴胡汤为代表。

2.调和肝脾

情志抑郁,肝脾失调,症见两胁作痛,寒热往来,头痛目眩,口燥咽干,神疲食少,月经不调,乳房作胀,脉弦而细者,宜选逍遥散疏肝解郁、健脾和中。传经热邪,阳气内郁,而致手足厥逆;或脘腹疼痛,或泻痢下重者,又宜用四逆散疏肝理脾,和解表里。如胁肋疼痛较显,用柴胡疏肝散较佳。若因肝木乘脾,症见肠鸣腹痛,痛则泄泻,脉弦而缓者,宜泻肝补脾,用痛泻要方之类。

3.调和胆胃

胆气犯胃,胃失和降,症见胸胁胀满,恶心呕吐,心下痞满,时或发热,心烦少寐,或寒热如疟,寒轻热重,胸胁胀痛,口苦吐酸,舌红苔白,脉弦而数者,法当调和胆胃,以蒿芩清胆汤为代表方。

4.调和胃肠

邪在胃肠,寒热失调,腹痛欲呕,心下痞硬等症,治宜寒温并用、调和胃肠,常以干姜、黄芩、黄连、半夏等为主组方。胃气不调,心下痞硬,但满不痛,或干呕、呕吐、肠鸣下利者,宜用半夏泻心汤,以和胃降逆,开结除痞。伤寒胸中有热,胃中有寒,升降失常,腹中痛,欲呕吐者,又宜用黄连汤,以平调寒热,和胃降逆。

(二)注意事项

1.辨清偏表偏里

邪入少阳,病在半表半里,固当用小柴胡以和解之,但有偏表偏里及偏寒偏热之不同,又宜适当增损,变通用之。一般而论,寒邪外袭,在表为寒,在里为热,在半表半里,则为寒热交界之所,故偏于表者则寒多,偏于里者则热多,用药须与之相称。

2.兼顾偏虚偏实

邪不盛而正渐虚者,固宜用和法解之,但有偏于邪盛或偏于正虚之不同,治宜适当变通用之。如小柴胡用人参,所以补正气,使正气旺,则邪无所容,自然得汗而解;但亦有表邪失汗,腠理闭塞,邪无出路,由此而传入少阳,热气渐盛,此非正气之虚,故有不用人参而和解自愈者,是病有虚实不同,则法有所变通。仲景有小柴胡汤之加减法,对出现口渴者,去半夏,加人参、栝楼根;若不渴而外有微热者,去人参,加桂枝,即是以渴不渴分辨是否伤津,从而增减药物,变通之用法。

3.不可滥用和法

由于和法适应证广,用之得当,疗效甚佳,且性平和,药势平稳,常为医者所采用,但又不可滥用。如邪已入里,燥渴、谵语诸症丛生,而仅以柴胡汤主之,则病不解;温病在表,未入少阳,误用柴胡汤,则变证迭生。此外,内伤劳倦,气虚血虚,痈肿瘀血诸证,皆可出现寒热往来,似疟非疟,均非柴胡汤所能去之。但柴胡汤也并非不可用于内伤杂病,若能适当化裁,斟酌用之,也常能收到良效。这些审证加减,则又不属滥用和法之例。

八、吐法

吐法是通过使之呕吐而排除留着于咽喉、胸膈、胃脘的痰涎、宿食和毒物等有形实邪,以达到治疗目的的治法。主要包括峻吐法、缓吐法与外探法 3 种。

(一)应用要点

1.峻吐法

用于体壮邪实,痰食留在胸膈、咽喉之间的病证。如症见胸中痞硬、心中烦躁或懊恼、气上冲咽喉不得息、寸脉浮且按之紧者,是痰涎壅胸中,或宿食停于上脘之证,宜涌吐痰食,用瓜蒂散之类。如浊痰壅塞胸中的癫痫,以及误食毒物尚在胃脘者,宜涌吐风痰,用三圣散之类。如中风闭证,痰涎壅塞,内窍闭阻,人事不省,不能言语,或喉痹紧急,宜斩关开闭,用救急稀涎散之类。峻吐法是适用于实证的吐法,如属中风脱证者则忌之。

2.缓吐法

用于虚证催吐。虚证本无吐法,但痰涎壅塞非吐难以祛逐,只有用缓和的吐法,邪正兼顾以吐之,参芦饮为代表方。

3.外探法

以鹅翎或指探喉以催吐,或助吐势。用于开提肺气而通癃闭,或助催吐方药迅速达到致吐目的。

(二)注意事项

1.注意吐法宜忌

吐法用于急剧之证,收效固然迅速,但易伤胃气,故虚人、妊娠、产后一般不宜使用,如定须催吐才能除病,可选用外探法、缓吐法。

2.注意吐后调养

催吐之后,要注意调理胃气,糜粥自养,不可恣进油腻煎炸等不易消化食物,以免更伤胃气。

第二章

中药与方剂

第一节 常用中药

一、解表药

凡具有发散功效,用以解除表证的药物,称为解表药。解表药多味辛,性能发散,又能发汗,可使肌表之邪从表随汗而解。解表药分为辛温解表药和辛凉解表药两类(表2-1)。

表 2-1 常用解表药

药名	性味	功能	主治	用法用量
麻黄	辛、微苦,温	发汗解表 宣肺平喘 利水消肿	风寒感冒 咳嗽气喘 风水水肿	水煎服3～10 g
桂枝	辛、甘,温	散寒解表 祛风除湿 温经通阳	外感风寒表证 风寒湿痹,肢节疼痛 心阳不足;脾阳虚衰;月经不调	水煎服3～10 g
防风	辛、甘,微温	散风解表 祛湿止痛 祛风止痉	外感风寒表证 风湿痹或寒湿关节疼痛 破伤风	水煎服3～10 g
紫苏	辛、温	发汗解表 行气宽中	风寒感冒,咳嗽痰多 脾胃气滞,胸闷呕吐	水煎服3～10 g
桑叶	苦、甘,寒	疏风清热 清肝明目	外感风热之表证 肝经风热;肝肾不足	水煎服3～10 g

续表

药名	性味	功能	主治	用法用量
菊花	辛、甘,微寒	疏散风热 平肝明目 清热解毒	外感风热证 肝阳上亢;肝肾阴虚 疗疮肿瘤	水煎服 3～10 g

辛温解表药适用于风寒表证,可见恶寒、发热,头痛、身痛,无汗或有汗,舌苔薄白,脉浮紧或浮缓等。常用辛温解表药有麻黄、桂枝、防风、羌活、细辛、生姜等。

辛凉解表药适用于风热表证,可见发热微恶风寒,咽干咽痛,口渴,舌苔薄黄,脉浮数等。常用辛凉解表药有柴胡、薄荷、葛根、菊花、桑叶等。

解表药虽能通过发汗解除表证,但用之不当,汗出过多,又易耗散阳气,损伤津液,或产生其他不良反应。因此要中病即止,不可久用或过量使用。凡阳虚自汗、阴虚盗汗、泻利呕吐、吐血下血、疮疡已溃、麻疹已透、热病后期津液已亏等证应慎用。

二、清热药

凡药性寒凉,以清除里热为主要作用,能治疗热性病证的药物,称为清热药。根据作用不同,分为清热泻火药、清热解毒药、清热凉血药、清热燥湿药、清虚热药 5 类(表 2-2)。

表 2-2 常用清热药

药名	性味	功效	主治	用法用量
石膏	辛、甘,大寒	清热泻火 清肺胃热 生肌敛疮	热在气分证 胃火上炎 肺热咳喘	水煎服 15～60 g
知母	苦、甘,寒	清热泻火 滋阴润燥	热病;肺热咳嗽,阴虚燥咳 阴虚证;胃热口渴及消渴证	水煎服 6～12 g
金银花	甘,寒	清热解毒 凉血止痢 清热凉血	外感风热或温热病;热毒疮痈, 咽喉肿痛 热毒血痢 温热病;热病后期	水煎服 3～10 g
生地	甘、苦,寒	凉血止血 养阴生津	血热妄行之出血证 热病伤津,消渴证	水煎服 3～10 g

续表

药名	性味	功效	主治	用法用量
玄参	甘、苦咸,寒	清热凉血 养阴解毒	热入营血证 阴虚肺燥;外感风热;瘰疬、痰核	水煎服3~10 g
黄芩	苦,寒	清热燥湿 清热解毒 凉血安胎	湿热所致多种病证 肺热咳嗽;火毒疮痈,咽喉肿痛 血热胎动不安	水煎服3~10 g
黄连	苦,寒	清热燥湿 清热泻火 清热解毒	胃肠湿热泻痢 热病,高热,烦躁,神昏谵语 痈肿,疔毒	水煎服1~5 g
黄柏	苦,寒	清热燥湿 滋阴清热	湿热所致病证 阴虚发热	水煎服3~12 g

（1）清热泻火药主要适用于急性热病或心火、肺热、胃热、暑热引起的实热证,可见高热、烦躁、谵语、发狂、口渴、尿黄便干、苔黄燥、脉洪数等。

（2）清热解毒药主要适用于各种热毒证,可见咽喉肿痛,疮痈肿毒、斑疹、丹毒,痄腮、痢疾、毒蛇咬伤及肿瘤等。

（3）清热凉血药主要适用于血分实热证,可见斑疹隐隐,或各种出血（咳血、吐血、呕血、便血、衄血等）、神昏谵语、烦躁、舌绛等。

（4）清热燥湿药主要适用于各种湿热证,可见泻泄、痢疾、黄疸、带下、淋证、湿疹、痈肿等。

（5）清虚热药主要适用于阴虚内热证,可见发热、骨蒸潮热、心烦、手足心热、口干咽燥、盗汗、舌红少苔、脉细数等。

清热药多为苦寒之品,过用易伤脾胃,故脾胃虚弱、食少泄泻的患者慎用,热病津液亏虚患者更应慎用。

三、泻下药

凡以促进排便为主要功能的药物,即称为泻下药。泻下药的主要作用是通利大便以清除肠道积滞及其他有害物质,或消除胸腹积水使水湿痰饮从小便排出。泻下药可以分为攻下药、润下药和峻下逐水药3类（表2-3）。

（1）攻下药性味多属苦寒,既可通便,又能泻火,具有较强的泻下作用。适用于肠道积滞,大便不通,尤其适用于实热积滞者。在使用时需随证配伍其他药物。本品多攻下力猛,应用时要中病即止,不可过量。

表 2-3 常用泻下药

药名	性味	功效	主治	用法用量
大黄	苦,寒	攻积导滞	胃肠实热证;胃肠湿热证;寒积便秘	水煎服 3～12 g
		泻火消毒	火邪上炎诸证;热毒疮疡或痈	
		活血止血	血热妄行之出血,血热阴伤之出血	
		祛瘀通经	产后腹痛;瘀血肿痛	
		退黄通淋	湿热黄疸;热淋	
麻仁	甘,平	润肠通便	肠燥便秘	水煎服 10～15 g
郁李仁	辛、苦、甘,平	润肠通便	肠燥便秘	水煎服 6～12 g
		利水消肿	水肿胀满或脚气水肿	
大戟	苦、辛,寒	泄水逐饮	水肿臌胀	水煎服 1.5～3 g
		消肿散结	疔毒疮痈,瘰疬痰核	

(2)润下药多为植物种子或果仁,含有丰富的油脂,具有润燥滑肠的功效,能缓下通便。适用于老年津亏、产后血虚、热病伤津及失血患者的肠燥津枯便秘。

(3)峻下逐水药大多味苦性寒有毒,泻下作用峻猛,用药后能引起剧烈腹泻,使体内潴留的水液从大便排出,部分药物还兼有利尿作用。适用于水肿、鼓胀、胸胁停饮等正气未衰之证。主要有大戟、牵牛子、甘遂、巴豆等。此类药物非但药性峻烈,且多具毒性,易于损伤正气,临床应用当中病则止,不可久服。体虚者慎用,孕妇忌用。对水肿、鼓胀属于邪实而正虚者,在使用本类药物时,根据具体情况,采取先攻后补,或先补后攻,或攻补兼施方法施治。时刻注意邪正的盛衰,及时固护正气。还要注意本类药物的炮制、剂量、用法及禁忌等,以确保用药安全、有效。

四、芳香化湿药

凡气味芳香,性偏温燥,具有化湿运脾作用的药物,称为化湿药。芳香化湿药辛香温燥,能宣化湿浊,疏畅气机,醒脾健胃。适用于湿邪困脾、运化失职所致之脘闷腹胀,食少便溏,恶心呕吐,体倦乏力,舌苔白腻等。常用的芳香化湿药有藿香、苍术、厚朴、砂仁等(表 2-4)。

五、利水渗湿药

凡能通利水道,渗利水湿,治疗水湿内停病证为主要作用的药物,称为利水渗湿药。

表 2-4　常用芳香化湿药

药名	性味	功效	主治	用法用量
藿香	辛,微温	解暑化湿	湿滞中焦证	水煎服 6～12 g
		和中止呕	湿阻中焦,胃失和降证	
		行气止痛	脾胃气滞,脘腹胀痛	
苍术	辛、苦,温	燥湿健脾	湿阻中焦证	水煎服 6～10 g
		祛风胜湿	痹病	
		明目	青盲、夜盲等证	
		散寒解表	外感风寒头痛、无汗	
砂仁	辛,温	化湿行气	脘腹胀闷,食欲不振,呕吐泄泻	水煎服 3～6 g
		温脾止泻	脾胃虚寒的腹痛泄泻	
		安胎	妊娠呕吐及胎动不安	

　　利水渗湿药能通利小便,增加尿量,使体内湿邪从小便而解,部分还有清利湿热作用。主要适用于水肿、小便不利、痰饮、淋证、黄疸、湿温、湿疮等。常用的利水渗湿药有茯苓、泽泻、茵陈、木通、金钱草等(表 2-5)。

表 2-5　常用利水渗湿药

药名	性味	功效	主治	用法用量
茯苓	甘、淡,平	利水渗湿	水肿、尿少等症	水煎服 9～15 g
		健脾补中	脾虚湿盛证	
		宁心安神	心神不安之心悸,失眠等症	
泽泻	甘、淡,寒	利水通淋	小便不利、水肿或淋浊等	水煎服 3～15 g
		渗湿止泻	湿盛泄泻	
茵陈	苦,微寒	清热利湿退黄	黄疸	水煎服 9～15 g
木通	苦,寒	利尿通淋	心火上炎;膀胱湿热证	水煎服 3～9 g
		通经下乳	气血瘀滞的乳汁不通;血瘀经闭	
金钱草	微咸,平	利湿退黄	湿热黄疸	水煎服 15～30 g
		利尿通淋	热淋,石淋	
		解毒消肿		

六、祛风湿药

　　祛风湿药能祛除肌表经络的风湿,部分还具有舒筋、通络、止痛、强筋骨等作用。适用于风湿痹病、筋脉拘急、肢体麻木、腰膝酸痛、下肢痿弱、半身不遂等。

常用的祛风胜湿药有独活、防己、木瓜、桑寄生、秦艽、威灵仙等(表 2-6)。

表 2-6　常用祛风湿药

药名	性味	功效	主治	用法用量
独活	辛、苦,微温	祛风胜湿 散寒解表	风寒湿痹 外感风寒夹湿	水煎服 3～9 g
防己	苦、辛,寒	祛风除湿,止痛 利水消肿	风湿痹痛 湿盛泄泻	水煎服 3～9 g
木瓜	酸,温	舒筋活络 除湿和胃	风湿痹痛 暑湿所致之呕吐、泄泻	水煎服 5～10 g
桑寄生	苦,平	祛风湿,补肝肾,强筋骨 补肝肾安胎	风湿痹病 肝肾亏虚,胎动不安或胎漏下血	水煎服 10～15 g
秦艽	苦、辛,微寒	祛风湿,舒筋络 退虚热 利湿退黄	风湿痹病,筋脉拘急等 阴虚火旺,骨蒸潮热等 湿热黄疸	水煎服 3～9 g
威灵仙	辛、咸,温	祛风除湿,通络止痛 软坚消鲠 逐痰消饮	风湿痹病 鱼骨鲠喉 胸膈停痰宿饮,喘咳呕逆	水煎服 3～10 g

七、温里药

凡能温里除寒,主要用以治疗里寒证的药物,称为温里药。

温里药多味辛,性或温或热,辛散温通,扶助阳气,偏走脏腑而驱散里寒,部分药还有回阳作用,适用于里寒证。如寒从外侵,直中脾胃的,可用温里药驱散中焦之寒邪;如阳气虚衰,寒从内生的,可用温里药扶助阳气;如阳气衰微,阴寒内盛之亡阳证,见四肢厥冷、脉微欲绝者,可选用部分作用强烈的温里药以回阳救逆(表 2-7)。

使用温里药,应注意以下两点:①外寒内袭,如兼有表证者,应配合解表药同用。②本类药物辛热而燥,易于伤津耗液,凡属热证、阴虚证及孕妇均应忌用或慎用。

八、理气药

凡以疏通气机、消除气滞为主要功效的药物,称为理气药。

理气药物性味多辛温芳香,具有行气消胀、解郁、止痛、降气等作用,主要用于脾胃气滞所表现的脘腹胀痛、噫气吞酸、恶心呕吐、便秘或溏泻；肝气郁滞所致的胁肋胀痛或癥瘕，月经不调以及肺气壅滞所致的胸闷作痛、咳喘等证。此外，有些行气药还分别兼有健胃、祛痰、散结等功效（表2-8）。

表 2-7　常用温里药

药名	性味	功效	主治	用法用量
附子	辛，大热	回阳救逆	亡阳证	水煎服 3～15 g
		补火助阳	各种阳虚证	
		散寒止痛	痛痹	
肉桂	辛、甘，大热	补火助阳	肾阳不足，命门火衰证	水煎服 3～5 g
		引火归原	肾阳虚衰，虚阳上浮证	
		散寒止痛	脾肾虚寒；寒痹引起的疼痛	
		温通经脉	冲任虚寒证；阳虚寒凝之阴疽，流注	
干姜	辛，热	温中散寒	寒性腹痛，吐泻	水煎服 3～9 g
		回阳通脉	亡阳证	
		温肺化饮	寒痰咳喘	
吴茱萸	辛、苦，热	散寒止痛	寒性腹痛；寒凝肝脉	水煎服 2～5 g
		温中止呕	胃寒呕吐	
		助阳止泻	虚寒泄泻	

表 2-8　常用理气药

药名	性味	功效	主治	用法用量
陈皮	辛、苦，温	理气和中	脾胃气滞证；肝郁脾虚	水煎服 3～10 g
		燥湿化痰	痰湿阻肺证；痰湿中阻	
枳实	苦、辛、算，微寒	破气消积	饮食积滞，腹胀便秘	水煎服 3～10 g
		化痰散痞	痰湿阻滞；胸阳被遏；痰饮留积	
木香	辛、苦，温	行气止痛	气滞证	水煎服 3～10 g
		和中消食	脾运失常；寒湿泄泻	
香附	辛、微苦、甘，平	疏肝解郁	肝郁气滞	水煎服 5～10 g
		行气止痛	寒凝气滞	
		调经安胎	胎气失和之胎动不安	

应用本类药物时,应针对病情,并根据药物的特长作适当的选择和配伍。如湿邪困脾而兼见脾胃气滞者,应根据病情的偏寒或偏热,将行气药同燥湿、温中或清热药配伍使用;对肝郁气滞所致诸证,应选用行气药中长于疏肝解郁的药物,分别情况,酌情配伍养肝、柔肝、止痛、健脾或活血调经等药;饮食停积,为脾胃气滞中最常见者,每将行气药同消化食积药或泻下药同用;而脾胃虚弱,运化无力所致的气滞,则应与健脾、助消化的药物配伍,方能标本兼顾;至于痰饮,瘀血而兼有气滞者,则应分别与祛痰药或活血祛瘀药配伍。

本类药物易于耗气伤液,故气虚、阴亏的患者不宜多用。

九、消导药

凡以消化食积,治疗饮食积滞为主要作用的药物称为消导药,或消食药。

消导药多味甘,性平,主归脾胃二经,具有消食化积、开胃和中的功效。主要适用于饮食积滞,或宿食不消引起的脘腹胀满、食少纳呆、嗳腐吞酸、恶心呕吐、大便失调以及脾胃虚弱所导致的消化不良、食欲减退等症(表 2-9)。

表 2-9　常用消导药

药名	性味	功效	主治	用法用量
山楂	酸、甘,微温	消食化积 行气散瘀	饮食积滞;小儿疳积 产后瘀滞腹痛,恶露不尽;血滞经闭	水煎服 5～10 g
麦芽	甘,平	消食和中 回乳消胀	饮食积滞,脾虚食少 断乳、乳汁淤积引起的乳房胀痛	水煎服 3～5 g
鸡内金	甘,平	消食运脾 缩尿止遗 散瘀化石	饮食积滞;小儿疳积 遗精、遗尿等 砂淋,石淋;胆结石	水煎服 3～10 g

临床应用消导药时,应根据病情酌情配伍行气、健脾、化湿、温里或清热等药物,以标本兼治,提高疗效。

十、理血药

理血药包括活血化瘀药和止血药两类。

凡以通畅血脉、消散瘀血为主要作用的药物称为活血化瘀药,简称活血药,或化瘀药。凡以制止体内外各种出血为主要作用的药物,称为止血药。

活血化瘀药味多辛、苦,入血分,性走散通行,主心、肝二经。适用于多种血行不畅或瘀血阻滞之证,如血滞经闭、痛经、产后血瘀腹痛、癥瘕痞块、跌打损伤、风湿痹痛等。具有活血通经、活血止痛、活血消癥及活血消肿等功效。近年,临床还将该类药用于急腹症、宫外孕、脉管炎等疾病,也取得了一定的疗效(表 2-10)。

表 2-10　常用理血药

药名	性味	功效	主治	用法用量
川芎	辛,温	活血行气	血瘀气滞;跌打损伤,瘀肿疼痛	水煎服 3~9 g
		祛风止痛	外感风邪之头痛;风湿痹痛	
丹参	苦,微寒	活血调经	瘀血所致月经不调,心胸、脘腹疼痛	水煎服 6~15 g
		凉血消痈	疮疡痈肿	
		安神除烦	热病所致之烦躁神昏;心悸失眠	
桃仁	苦、甘,平	活血祛瘀	瘀血所致月经不调;瘀滞疼痛;癥瘕积聚	水煎服 6~10 g
		润肠通便	年老体弱或久病体虚之肠燥便秘	
延胡索	辛、苦,温	活血散瘀	气滞血瘀诸痛证	水煎服 6~9 g
		行气止痛	肝郁气滞	
牛膝	苦、甘、酸,平	活血通经	瘀血所致月经不调;跌打损伤	水煎服 6~15 g
		补肝肾,强筋骨	肝肾亏虚或痹病日久	
		利水通淋	小便不利、水肿、淋证等	
		引血下行	血瘀经闭	
益母草	苦、辛,微寒	活血调经	瘀血所致月经不调	水煎服 10~30 g
		利水消肿	水肿,小便不利	
小蓟	苦、甘,凉	凉血止血	血热妄行之出血证	水煎服 10~15 g
		解毒消痈	热毒痈肿诸证	
三七	甘、微苦,温	化瘀止血	用于各种出血证	水煎服 3~10 g
		消肿止痛	跌打闪挫;痈疡肿痛初起	
白及	苦、甘,涩	收敛止血	肺、胃出血证;外伤出血	水煎服 5~10 g
		消肿生肌	痈肿疮毒;水火烫伤、手足皲裂,肛裂	

活血化瘀药易耗血动血,临床使用时,对妇女月经过多、血虚无瘀之经闭及孕妇均应慎用或忌用。

十一、化痰止咳平喘药

凡是能够减轻或抑制咳嗽、气喘的药物称为止咳平喘药。能够消除痰涎的药物,称为化痰药。

此类药物性味或苦,或辛,甘或兼而有之,分别具有宣肺祛痰,润肺止咳,下气平喘等功效,适用于咳嗽和喘息的证候(表 2-11)。

表 2-11　常用化痰止咳平喘药

药名	性味	功效	主治	用法用量
桔梗	苦、辛,平	宣肺祛痰,开暗利咽	咳嗽痰多,咽痛暗哑	水煎服 5～15 g
		排脓疗痈	肺痈及痈疽肿毒	
		引药上行	胸膈以上的疾病作为引经药	
杏仁	苦,温	止咳平喘	咳嗽喘促	水煎服 5～10 g
		润肠通便	肠燥便秘	
半夏	辛,温	燥湿化痰	痰湿诸证;小儿疳积	水煎服 3～10 g
		降逆止呕	胃气上逆,恶心呕吐	
		消痞散结	胸脘痞满疼痛;痰气互结梅核气、瘰疬、瘿瘤	
川贝母	苦、甘,微寒	清热润肺	风热咳嗽;肺虚久咳	水煎服 3～10 g
		消毒散结	瘰疬痰核,肺痈	
瓜蒌	甘、苦,寒	消热化痰	肺热咳嗽,痰黄黏稠	水煎服 3～10 g
		宽胸降浊	胸痹胸痛	
		润肠通便	肠燥便秘	
		散结消痈	乳痈初起,肺痈、肠痈	

十二、安神药

凡以安神定志为主要功效,用于治疗神志失常类病证的药物,称为安神药。神志失常类病证与心、肝两脏关系密切,而该类药也多入心、肝二经。

安神药多属矿石、贝壳或植物的种仁,前两种质地沉重,多具有重镇安神的作用;后者质润滋养,多具有养心安神的作用。安神药主要适用于心神不宁之证,如心悸怔忡、失眠多梦、健忘烦躁以及癫狂、癫痫等症(表 2-12)。

表 2-12　常用安神药

药名	性味	功效	主治	用法用量
朱砂	甘,寒	镇心安神	心神不安证	水煎服 0.3～1 g
		清热解毒	疮痈肿毒;咽喉肿痛,口舌生疮	
酸枣仁	甘、酸,平	养心安神	心悸、失眠、多梦等神志不安证	水煎服 9～15 g
		生津敛汗	自汗,盗汗;消渴病之口干舌燥	
远志	辛、苦,微温	安神益智	惊悸多梦,失眠健忘	水煎服 3～9 g
		化痰止咳	咳嗽痰多,咯痰不爽	
		祛痰开窍	痰蒙心窍	
		消散痈肿	痈疽肿毒,乳痈肿痛	

本类药中的矿物类药材易伤胃气,如制成丸、散内服,只宜暂用,不宜久服。个别药物具有毒性,应用时更应慎重。

十三、平肝熄风药

凡以平肝潜阳或熄风止痉为主要作用的药物,称为平肝熄风药。

平肝熄风药入肝经,主要用于肝阳上亢的头痛、眩晕及肝风内动的痉厥抽搐等(表 2-13)。

表 2-13　常用平肝熄风药

药名	性味	功效	主治	用法用量
羚羊角	咸,寒	平肝熄风 清肝明目 清热解毒	肝风内动之惊痫抽搐 肝火上炎之目赤头痛;肝阳上亢之头痛眩晕 风热感冒,温热病	研末每次 0.3～0.6 g
天麻	甘,平	平肝潜阳 熄风止痉 祛风通络	肝阳上亢或肝风上扰之头痛、眩晕 肝风内动之惊痫抽搐 风湿痹痛;中风后遗症	水煎服 3～9 g
全蝎	辛,平	熄风止痉 通络止痛 解毒散结	痉挛抽搐;口眼㖞斜 顽固性偏正头疼;风湿顽痹 瘰疬痰核	水煎服 2～5 g

临床应用平肝熄风药时,必须注意以下两个方面:①应根据病因、病机和兼证的不同,适当配伍补血、滋阴、清热、泻火、祛痰或安神药等,以标本同治。如因热甚动风者,须配伍清热泻火药;因阴虚血少生风者,须配伍养阴补血药;兼夹痰盛者,须配伍祛痰药;兼有心悸失眠者,又当配伍安神药。②本类药药性有寒凉与温燥之不同,临床应用时应予区别。如属阴血亏虚者,当慎用或忌用温燥药;属脾虚慢惊者,应慎用寒凉药。

十四、开窍药

凡以开窍醒神为主要作用,用于治疗闭证或神昏病证的药物,称为开窍药。

开窍药味辛、芳香,善于走窜,有通关开窍、启闭醒神的作用。主要用于治疗温病热陷心包、痰浊蒙蔽清窍之神昏谵语以及惊风、癫痫、中风等卒然昏厥、痉挛抽搐等症(表 2-14)。

开窍药辛香走窜,为救急、治标之品,且能耗伤正气,故只宜暂服,不可久用;因本类药物气味辛香,其有效成分易于挥发,内服多不宜入煎剂,只入丸剂、散剂服用。

表 2-14　常用开窍药

药名	性味	功效	主治	用法用量
麝香	辛,温	开窍醒神 活血消肿 通络止痛 催产	闭证神昏 血瘀经闭、癥瘕、跌打损伤 久病入络之偏正头痛、痹痛 难产、死胎、胞衣不下	入丸散 0.06～0.1 g
冰片	辛、苦,微寒	开窍醒神 清热止痛	闭证神昏 喉痹口疮	入丸散 0.03～0.1 g
苏合香	辛,温	开窍醒神 辟秽止痛	寒闭神昏 胸腹冷痛、暑湿秽浊所致痛泻	入丸散 0.3～0.1 g
石菖蒲	辛、苦,温	开窍宁神 化湿和胃	痰湿蒙蔽清窍甚至昏迷 湿阻中焦,脘腹胀满、痞塞疼痛	水煎服 5～10 g

十五、补虚药

凡能补益人体气血阴阳之不足,增强体质和抗病能力,主要用以治疗各种虚证的药物,称为补益药,又称补虚药。

根据补益药的功效及适应证,通常将其分为以下 4 类。

(一)补气药

重在补脾肺之气,主要适用于脾气虚证,见食少纳呆、脘腹胀满、大便溏泄、神疲乏力、肢体倦怠,甚至水肿或脱肛等症;肺气虚证,见咳喘气短、动则益甚、懒言声低、自汗畏风等症。常用的补气药有:人参、黄芪、党参、白术、甘草等。

(二)补血药

重在补心血、养肝血,主要适用于心、肝血虚证,见面色萎黄、心悸失眠、头晕眼花、两目干涩、唇甲色淡以及妇女月经量少、经闭等症。常用的补血药有:当归、熟地、白芍、阿胶、何首乌等。

(三)补阴药

重在补肺、胃、肝、肾之阴,主要适用于肺阴虚证,见干咳少痰、痰中带血、咽干口燥等症;胃阴虚证,见口燥咽干、饥不欲食、嘈杂干呕,或大便燥结等症;肝阴虚证,见眩晕眼花、两目干涩、胁肋灼痛等症;肾阴虚证,见头晕耳鸣、五心烦热、颧红盗汗、遗精耳鸣等症。常用的补阴药有:沙参、麦冬、枸杞子、鳖甲、石斛、天冬等。

(四)补阳药

重在补助肾阳,主要适用于肾阳不足证,见畏寒肢冷、腰膝酸痛、遗尿、尿频、阳痿、肾不纳气之虚喘及脾肾两虚之久泻等症。常用的补阳药有:鹿茸、淫羊藿、杜仲、冬虫夏草、菟丝子、补骨脂等(表2-15)。

表2-15 常用补虚药

药名	性味	功效	主治	用法用量
人参	甘、微苦,微温	大补元气	气虚欲脱证	水煎服3～9 g
		补肺健脾	肺气虚证,脾气虚证,中气下陷证	
		生津止渴	热病气津两伤证;消渴	
		安神增智	心气不足之心神不安证	
黄芪	甘,微温	补气升阳	脾肺气虚,中气下陷诸证	水煎服10～15 g
		益卫固表	卫虚自汗;阴虚盗汗	
		利水消肿	气虚水停之水肿,小便不利	
		托毒生肌	气血不足之痈疽难溃或溃久不敛	
白术	苦、甘,温	补气健脾	脾气虚证	水煎服6～15 g
		燥湿利水	脾虚水停所致诸证	
		固表止汗	气虚自汗证	
		益气安胎	胎动不安证	
甘草	甘,平	益气补中	脾气虚证;心气不足之心动悸、脉结代	水煎服2～10 g
		清热解毒	咽喉疼痛;疮疡肿毒;食物药物中毒	
		祛痰止咳	痰多咳嗽	
		缓急止痛	脘腹四肢挛急作痛	
		缓和药性	能缓和或减轻毒副作用	
当归	甘、辛,温	养血补血	血虚诸证	水煎服6～15 g
		活血调经	月经不调,痛经,经闭	
		祛痰止痛	跌打损伤、瘀滞疼痛;风湿痹痛	
		润肠通便	血虚肠燥便秘	
熟地	甘,微温	养血滋阴	血虚诸证	水煎服9～30 g
		补精益髓	肝肾精血亏虚证;肝肾阴虚证	
		养血敛阴	血虚证;自汗,盗汗	
白芍	苦、甘、酸,微寒	柔肝止痛	脘腹胸胁肢体疼痛或拘挛疼痛	水煎服5～10 g
		平抑肝阳	肝阳上亢证	
沙参	甘,微寒	养阴清肺	阴虚肺燥或热伤肺阴所致诸证	水煎服10～30 g
		益胃生津	胃阴虚或热伤胃阴所致诸证	

续表

药名	性味	功效	主治	用法用量
麦冬	甘、微苦,微寒	润肺养阴 益胃生津 清心除烦	阴虚燥热之咳嗽 胃阴虚或热伤胃阴所致诸证 身热心烦及心烦不眠	水煎服5~10 g
枸杞子	甘,平	补肝肾,明目 润肺	用于肝肾阴虚,精血不足诸证 阴虚劳嗽	水煎服5~10 g
鳖甲	咸,寒	滋阴潜阳 退热除蒸 软坚散结	热病灼阴,阴虚风动证;阴虚阳亢证 阴虚发热证,骨蒸盗汗 癥瘕积聚	水煎服10~30 g
石斛	甘,微寒	养胃生津 滋阴除热 明目	热病伤津或胃阴不足之口干烦渴 阴虚津亏,虚热不退 视力减退,视物昏糊	水煎服6~15 g
淫羊藿	辛、甘,温	补肾壮阳 祛风除湿	肾阳不足之阳痿,不孕,尿频 风寒湿痹,肢体疼痛,筋脉拘挛	水煎服10~15 g
杜仲	甘,温	补肝肾强筋骨 安胎	肝肾不足及肾阳不足诸证 肝肾不足之胎动不安或习惯性堕胎	水煎服10~15 g
冬虫夏草	甘,温	助阳益肾 补肺	肾阳虚之阳痿遗精,腰膝酸痛 久咳虚喘,劳嗽咯血	水煎服5~10 g

对于邪气盛而正气未虚者不宜使用补益药,否则易使邪气留滞,反而加重病情;对病邪未尽而正气已虚者,可适当应用补虚药以扶正祛邪,但应分清主次,处理好扶正与祛邪的关系。

补益药中味甘质腻之品较多,虽能滋养补虚,但易滞脾碍胃,应用时应酌情选配具有行气健脾、消食和胃作用的药物,使"补而不滞"。另外,温补肾阳药性多温燥,易耗伤阴液,应用时适当配伍补阴药。

十六、固涩药

凡以收敛固涩为主要作用,主要治疗各种滑脱证的药物称为收敛药,或固涩药。

收敛药多味酸、涩,性温或平,具有固表止汗、固精缩尿、敛肺止咳、收敛止血、涩肠止泻、止带等功效。适用于久病体虚所致的自汗、盗汗、久咳、久喘、久泻、久痢、遗精、滑精、遗尿、尿频以及崩漏、带下等症(表2-16)。

表 2-16　常用固涩药

药名	性味	功效	主治	用法用量
五味子	酸,温	敛肺滋肾	肺虚久咳及肺肾两虚之久咳虚喘	水煎服 1～3 g
		生津敛汗	津伤口渴;阴虚津亏之消渴;自汗,盗汗	
		宁心安神	心悸,失眠	
乌梅	酸、涩、平	敛肺止咳	肺虚久咳	水煎服 3～10 g
		涩肠止泻	久泻,久痢	
		生津止渴	津伤口渴及消渴证	
		安蛔止痛	肠道蛔虫及胆管蛔虫病	
山茱萸	酸、涩,微温	收敛固涩	遗精,遗尿;汗出不止	水煎服 5～10 g
		补益肝肾	肝肾亏虚证	

收涩药为治标之药,临床应用时应根据"治病必求其本"的原则,配合相应的补虚药,以标本兼顾。

收涩药对实邪未尽诸证,如表邪未解、湿热泻痢、咳嗽、带下、出血等均不宜应用,否则有"闭门留寇"之弊。

第二节　常用方剂

一、方剂的组成与变化

方剂是指在中医临床诊断明确之后,在治法的指导下,依照方剂的组成原则,选择合适的药物,酌定必要的剂量,配伍成方并制成一定剂型的中医临床用药形式,是中医治疗疾病的主要工具之一。方剂学是研究治法与方剂配伍规律及其临床应用的一门学科,是中医理、法、方、药的重要组成部分。

(一)组成原则

方剂固然由药物组成,但并非药物的简单堆砌和药效的单纯相加,它必须在治法的指导下,按照一定的组成原则,以药物的有机配伍形式,发挥其综合药效。前人将方剂的组成原则概括为君、臣、佐、使,现简述如下。

1.君药

针对主病或主证起主要治疗作用的药物,是方剂组成中不可缺少的核心药物,药力居方中之首。

2.臣药

有两种意义:辅助君药治疗主病或主证的药物;针对兼病或兼证起主要治疗作用的药物。

3.佐药

有 3 种意义:佐助药,助君、臣药加强治疗作用的药物或治疗次要兼证、兼病的药物;佐制药,消除或减弱君、臣药毒性,或制约君、臣药峻烈之性的药物;反佐药,邪重甚可能拒药时所配伍的与君药性味相反而能在治疗中起相成作用的药物。

4.使药

有两种意义:引经药,引方中诸药直达病所的药物;调和药,具有调和诸药作用的药物。

方剂中的君药和臣药可能是一味或两味,也可能更多,但总以精炼有效为原则。同一张方剂君、臣、佐、使药可以一应俱全,也可以只具备部分,但君药是必不可少的,这是根据辨证立法的需要而决定的。

(二)变化规律

方剂的组成包含着原则性和灵活性的对立统一。君、臣、佐、使表明方剂组成的原则性,但由于受人体质、年龄、性别的不同、生理特征的差异以及地域、季节、气候、居处环境、饮食起居习惯等诸多因素影响,疾病千变万化、纷繁复杂。所以,这就要求方剂组成不仅要遵循君、臣、佐、使的原则性,而且必须有一定的灵活性,即所谓方剂的组成变化。方剂组成变化主要有以下几种形式。

1.增减药味

增减药味是指方剂在主证和君药不变的情况下,随次要证候或兼证的不同而适当增减臣药、佐药和使药,使之更加适应病情的一种变化形式。如桂枝汤证,气虚较甚者,可加黄芪益气。

2.改变配伍

改变配伍是指某方剂的君药不变,而因臣药或佐药的变化使方剂的主要配伍关系发生改变,从而导致该方剂的功用、主治病证及方剂名称也相应发生变化。如麻黄汤、麻杏石甘汤、三拗汤 3 个方剂均以麻黄为君药,但由于其他药物配伍关系发生改变,故而功用、主治证及方名也发生了变化。

3.调整药量

调整药量是指组成方剂的药物不变,通过改变方中药物的用量以改变方剂药力大小或功用、主治证的一种变化形式。如小承气汤与厚朴三物汤,均由大黄、枳实、厚朴 3 味药物组成,然而,小承气汤中由于泻热通便之大黄用量倍于厚朴,其功用偏于泻火通便,主治热结便秘证;厚朴三物汤中则宽胸行气之厚朴用量倍于大黄,故其作用偏于行气通便,尤宜于气滞便秘证。

4.变更剂型

变更剂型是指药物组成、剂量、功用和主治证均完全相同的同一张方剂,通过变更剂型而改变方剂药力之大小,以适应病情的急缓或便于服用、贮存、携带的一种变化形式。如将治疗脾胃虚寒证的理中丸改作理中汤,由丸剂变汤剂则作用迅速而药力峻猛,适用于脾胃虚寒证病情较重或较急者。

二、方剂的剂型

方剂的剂型是指方药制剂的形式,即在药物配伍成方后,根据药物性能和临床治疗需要,将药物加工制成一定的制剂形态,称为剂型。大体上可分为汤剂、丸剂、散剂、膏剂、丹剂、酒剂、冲剂、片剂、针剂等。剂型与疗效密切相关。中医临床治疗疾病采用何种剂型,主要根据病情的需要和药物性质的不同而定。

三、方剂与治法

从中医辨证论治的角度来看,应该是先有治法后有方剂。治法是组方的依据,中药是组方的基础,方剂是治法的具体体现,是实现和检验治法的工具,是沟通中医理论与实践的桥梁。前人概括为"法随证立""方从法出""以法统方""方即是法"。对于治法的分类阐述,清代医学家程钟龄按中医八纲将诸多治法高度概括为"八法",即汗、吐、下、和、温、清、消、补,使"八法"成为中医学常用治疗大法沿用至今。

四、常用方剂

常用方剂详见表 2-17。

表 2-17 常用方剂

分类		主治	代表方剂
解表剂	辛温解表剂	外感风寒表证	麻黄汤、桂枝汤
	辛凉解表剂	外感风热或温病初期的表证	银翘散、桑菊饮
	扶正解表剂	体质素虚又感外邪的表证	败毒散、参苏饮

续表

分类		主治	代表方剂
治风剂	疏散外风剂	外风所致诸病,风邪外袭,侵入肌肉、经络、筋骨、关节等处而致	川芎茶调饮、独活寄生汤
	平息内风剂	内脏病变所致的风病	镇肝熄风汤
祛湿剂	芳香化湿剂	外感风寒,内伤湿滞之证	藿香正气散
	苦温燥湿剂	湿浊内阻,脾胃功能失调之证	平胃散
	淡渗利湿剂	水湿停留,小便不利之证	五苓散
	清热化湿剂	湿热外感,或湿热内盛以及湿热下注之湿温、黄疸、热淋、痢疾、霍乱等证	茵陈蒿汤、八正散
清热剂	清气分热剂	热在气分证,或热病后期,余热未尽,气阴两伤者	白虎汤
	清热凉血剂	邪热传入营分或深陷血分之证	清营汤、犀角地黄汤
	清热解毒剂	温毒、疮痈疔毒以及瘟疫等证	普济消毒饮
	清脏腑热剂	邪热偏盛于某一脏腑所导致的火热证	龙胆泻肝汤
	清虚热剂	热病后期,邪热未尽,阴液已伤之暮热早凉或肝肾阴虚之骨蒸潮热等虚热证	青蒿鳖甲汤
和解剂	和解少阳剂	邪在少阳胆经	小柴胡汤
	调和肝脾剂	适用于肝脾不和的病证	逍遥散
	调和肠胃剂	寒热互结,胃肠不和之心下痞证	半夏泻心汤
泻下剂	寒下剂	无形热邪与有形积滞互结所致的大便秘结之里实证	大承气汤
	温下剂	脏腑间有寒冷积滞的里寒实证	大黄附子汤
	润下剂	肠燥津亏,大便秘结之证	麻子仁丸
	逐水剂	水饮壅盛于里之实证	十枣汤
	攻补兼施	里实正虚,而大便秘结之证	黄龙汤
消导剂	消食导滞	适应于食积为病	保和丸
	消痞化积	适应于脾胃虚弱,食积内停之证	枳实消痞丸
化痰止咳剂	燥湿化痰剂	湿痰证	二陈汤
	清热化痰剂	热痰证	清气化痰汤
	润燥化痰剂	燥痰证	贝母瓜蒌汤
	温化寒痰剂	寒痰症	三子养亲汤
	治风化痰剂	内风夹痰证或风邪犯肺证	止嗽散、半夏白术天麻汤

续表

分类		主治	代表方剂
温里剂	温中祛寒剂	中焦虚寒证	理中丸、小建中汤
	回阳救逆剂	阳气衰微，内外俱寒，甚至阴盛格阳或戴阳等证	四逆汤、回阳救急汤
	温经散寒剂	寒邪凝滞经脉之血痹寒厥、阴疽等证	当归四逆汤
理气剂	行气剂	气机郁滞的病证，如肝气郁滞、脾胃气滞	越鞠丸、半夏厚朴汤
	降气剂	气机上逆之证，如肺气上逆、胃气上逆	苏子降气汤
理血剂	活血化瘀剂	蓄血及各种瘀血阻滞病证	血府逐瘀汤
	止血剂	血溢脉外而出现的吐血、衄血、咯血、便血、尿血、崩漏等各种出血证	小蓟饮子
补益剂	补气剂	脾肺气虚的病证	四君子汤
	补血剂	血虚的病证	四物汤
	气血双补剂	气血两虚的病证	八珍汤
	补阴剂	阴虚的病证	六味地黄汤
	补阳剂	阳气虚弱的病证	肾气丸
安神剂	重镇安神剂	心阳偏亢，火热扰心所致的烦乱，失眠，惊悸，怔忡，癫痫	朱砂安神丸
	养心安神剂	心肝失养所致的虚烦不眠，心悸怔忡，健忘多梦等证	酸枣仁汤、天王补心丹
开窍剂	凉开剂	温热之邪内陷心包的热闭证	安宫牛黄丸
	温开丸	中风、中寒、气郁、痰厥等痰闭之证	苏合香丸
固涩剂	固表止汗剂	体虚卫外不固，阴液不能内守而致的自汗、盗汗等证	牡蛎散
	涩肠固脱剂	泻痢日久不止，脾肾虚寒，以致大便滑脱不禁的病证	桃花汤、四神丸
	涩精止遗剂	肾虚封藏失职，精关不固所致的遗精滑泄，或肾气不足，膀胱失约所致的尿频遗尿等证	金锁固精丸
	收敛止带剂	妇女崩中漏下，或带下日久不止等证	固冲汤
驱虫剂		寄生虫病	乌梅丸
涌吐剂		中风、癫痫、喉痹之痰涎壅盛、宿食停留胃脘，毒物尚留胃中以及干霍乱吐泄不得等，病在上、中焦，病情急迫而又急需吐出之证	瓜蒂散

第三章

心脑系病证

第一节 不 寐

不寐是以经常不能获得正常睡眠为特征的一类病证,主要表现为睡眠时间、深度的不足,轻者入睡困难,或寐而不酣,时寐时醒,或醒后不能再寐,重则彻夜不寐,常影响人们的正常工作、生活、学习和健康。

不寐在《黄帝内经》称为"不得卧""目不瞑"。认为是邪气客于脏腑,卫气行于阳,不能入阴所得。《素问·逆调论》记载有"胃不和则卧不安"。后世医家引申为凡脾胃不和,痰湿、食滞内扰,以致寐寝不安者均属于此。

汉代张仲景《伤寒论》及《金匮要略》中将其病因分为外感和内伤两类,提出"虚劳虚烦不得眠"的论述,至今临床仍有应用价值。《景岳全书·不寐》中将不寐病机概括为有邪、无邪两种类型。"不寐证虽病有不一,然惟知邪正二字则尽之矣。盖寐本乎阴,神其主也,神安则寐,神不安则不寐。其所以不安者,一由邪气之扰,一由营气不足耳。有邪者多实证,无邪者皆虚证。"

明代李中梓结合自己的临床经验对不寐证的病因及治疗提出了卓有见识的论述:"不寐之故,大约有五:一曰气虚,六君子汤加酸枣仁、黄芪;一曰阴虚,血少心烦,酸枣仁一两,生地黄五钱,米二合,煮粥食之;一曰痰滞,温胆汤加南星、酸枣仁、雄黄末;一曰水停,轻者六君子汤加菖蒲、远志、苍术,重者控涎丹;一曰胃不和,橘红、甘草、石斛、茯苓、半夏、神曲、山楂之类。大端虽五,虚实寒热,互有不齐,神而明之,存乎其人耳。"

明代戴元礼《证治要诀·虚损门》又提出"年高人阳衰不寐"之论。清代《冯氏锦囊·卷十二》。亦提出"壮年人肾阴强盛,则睡沉熟而长,老年人阴气衰弱,则睡轻微易知"。说明不寐的病因与肾阴盛衰及阳虚有关。

西医学的神经官能症、更年期综合征、慢性消化不良、贫血、动脉粥样硬化症等以不寐为主要临床表现时,可参考本节内容辨证论治。

一、病因、病机

人之寤寐,由心神控制,而营卫阴阳的正常运作是保证心神调节寤寐的基础。每因饮食不节,情志失常,劳倦、思虑过度及病后、年迈体虚等因素,导致心神不安,神不守舍,不能由动转静而致不寐病证。

(一)病因

1.饮食不节

暴饮暴食,宿食停滞,脾胃受损,酿生痰热,壅遏于中,痰热上扰,胃气失和,而不得安寐。《张氏医通·不得卧》阐述其原因:"脉滑数有力不得卧者,中有宿滞痰火,此为胃不和则卧不安也。"此外,浓茶、咖啡、酒之类饮料也是造成不寐的因素。

2.情志失常

喜怒哀乐等情志过极均可导致脏腑功能的失调,而发生不寐病证。或由情志不遂,暴怒伤肝,肝气郁结,肝郁化火,邪火扰动心神,神不安而不寐;或由五志过极,心火内炽,扰动心神而不寐;或由喜笑无度,心神激动,神魂不安而不寐;或由暴受惊恐,导致心虚胆怯,神魂不安,夜不能寐,如《沈氏尊生书·不寐》云:"心胆俱怯,触事易惊,梦多不祥,虚烦不眠。"

3.劳逸失调

劳倦太过则伤脾,过逸少动亦致脾虚气弱,运化不健,气血生化乏源,不能上奉于心,以致心神失养而失眠。或因思虑过度,伤及心脾,心伤则阴血暗耗,神不守舍;脾伤则食少,纳呆,生化之源不足,营血亏虚,不能上奉于心,而致心神不安。如《类证治裁·不寐》说:"思虑伤脾,脾血亏损,经年不寐。"《景岳全书·不寐》云:"劳倦、思虑太过者,必致血液耗亡,神魂无主,所以不眠。"可见,心脾不足造成血虚,会导致不寐。

4.病后体虚

久病血虚,年迈血少,引起心血不足,心失所养,心神不安而不寐,正如《景岳全书·不寐》中说:"无邪而不寐者,必营气不足也,营主血,血虚则无以养心,心虚则神不守舍。"亦可因年迈体虚,阴阳亏虚而致不寐。若素体阴虚,兼因房劳过度,肾阴耗伤,阴衰于下,不能上奉于心,水火不济,心火独亢,火盛神动,心肾失交而神志不宁。如《景岳全书·不寐》所说:"真阴精血不足,阴阳不交,而神有不安其室耳。"

(二)病机

不寐的病因虽多,但其病理变化,总属阳盛阴衰,阴阳失交。一为阴虚不能纳阳,一为阳盛不得入于阴。其病位主要在心,与肝、脾、肾密切相关。

因心主神明,神安则寐,神不安则不寐。而阴阳气血之来源,由水谷之精微所化,上奉于心,则心神得养;受藏于肝,则肝体柔和;统摄于脾,则生化不息;调节有度,化而为精,内藏于肾,肾精上承于心,心气下交于肾,则神志安宁。

若肝郁化火,或痰热内扰,神不安宅者以实证为主。心脾两虚,气血不足,或由心胆气虚,或由心肾不交,水火不济,心神失养,神不安宁,多属虚证,但久病可表现为虚实兼夹,或为瘀血所致。

不寐的预后,一般较好,但因病情不一,预后亦各异。病程短,病情单纯者,治疗收效较快;病程较长,病情复杂者,治疗难以速效。且病因不除或治疗不当,易产生情志病变,使病情更加复杂,治疗难度增加。

二、诊查要点

(一)诊断依据

(1)轻者入寐困难或寐而易醒,醒后不寐,连续3周以上,重者彻夜难眠。

(2)常伴有头痛、头昏、心悸、健忘、神疲乏力、心神不宁、多梦等症。

(3)常有饮食不节,情志失常,劳倦、思虑过度,病后,体虚等病史。

(二)病证鉴别

不寐应与一时性失眠、生理性少寐、它病痛苦引起的失眠相区别。不寐是指单纯以失眠为主症,表现为持续的、严重的睡眠困难。若因一时性情志影响或生活环境改变引起的暂时性失眠不属病态。至于老年人少寐早醒,亦多属生理状态。若因其他疾病痛苦引起失眠者,则应以祛除有关病因为主。

(三)相关检查

临床可检测多导睡眠图:①测定其平均睡眠潜伏期时间延长(长于50分钟);②测定实际睡眠时间减少;③测定觉醒时间增多(每夜超过30分钟)。

三、辨证论治

(一)辨证要点

本病辨证首分虚实。虚证,多属阴血不足,心失所养,临床特点为体质瘦弱,面色无华,神疲懒言,心悸健忘。实证为邪热扰心,临床特点为心烦易怒,口苦咽干,便秘溲赤。次辨病位,病位主要在心。由于心神的失养或不安,神不守舍而不寐,且与肝、胆、脾、胃、肾相关。如急躁易怒而不寐,多为肝火内扰;脘闷苔腻而不寐,多为胃腑宿食,痰热内盛;心烦心悸,头晕健忘而不寐,多为阴虚火旺,心肾不交;面色少华,肢倦神疲而不寐,多属脾虚不运,心神失养;心烦不寐,触事易惊,多属心胆气虚等。

(二)治疗原则

治疗当以补虚泻实,调整脏腑阴阳为原则。实证泻其有余,如疏肝泻火,清化痰热,消导和中;虚证补其不足,如益气养血,健脾补肝益肾。在此基础上安神定志,如养血安神,镇惊安神,清心安神。

(三)证治分类

1.肝火扰心证

不寐多梦,甚则彻夜不眠,急躁易怒,伴头晕头胀,目赤耳鸣,口干而苦,不思饮食,便秘溲赤,舌红苔黄,脉弦而数。

证机概要:肝郁化火,上扰心神。

治法:疏肝泻火,镇心安神。

代表方:龙胆泻肝汤加减。本方有泻肝胆实火,清下焦湿热之功效,适用于肝郁化火上炎所致的不寐多梦,头晕头胀,目赤耳鸣,口干便秘之症。

常用药:龙胆草、黄芩、栀子清肝泻火;泽泻、车前子清利湿热;当归、生地滋阴养血;柴胡疏畅肝胆之气;甘草和中;生龙骨、生牡蛎、灵磁石镇心安神。

胸闷胁胀,善太息者,加香附、郁金、佛手、绿萼梅以疏肝解郁;若头晕目眩,头痛欲裂,不寐躁怒,大便秘结者,可用当归龙荟丸。

2.痰热扰心证

心烦不寐,胸闷脘痞,泛恶嗳气,伴口苦,头重,目眩,舌偏红,苔黄腻,脉滑数。

证机概要:湿食生痰,郁痰生热,扰动心神。

治法:清化痰热,和中安神。

代表方:黄连温胆汤加减。本方清心降火,化痰安中,适用于痰热扰心,见虚烦不宁,不寐多梦等症状者。

常用药:半夏、陈皮、茯苓、枳实健脾化痰,理气和胃;黄连、竹茹清心降火化痰;龙齿、珍珠母、磁石镇惊安神。

不寐伴胸闷嗳气,脘腹胀满,大便不爽,苔腻脉滑,加用半夏秫米汤和胃健脾,交通阴阳,和胃降气;若饮食停滞,胃中不和,嗳腐吞酸,脘腹胀痛,再加神曲、焦山楂、莱菔子以消导和中。

3.心脾两虚证

不易入睡,多梦易醒,心悸健忘,神疲食少,伴头晕目眩,四肢倦怠,腹胀便溏,面色少华,舌淡苔薄,脉细无力。

证机概要:脾虚血亏,心神失养,神不安舍。

治法:补益心脾,养血安神。

代表方:归脾汤加减。本方益气补血,健脾养心,适用于不寐健忘,心悸怔忡,面黄食少等心脾两虚证。

常用药:人参、白术、甘草益气健脾;当归、黄芪补气生血;远志、酸枣仁、茯神、龙眼肉补心益脾安神;木香行气舒脾。

心血不足较甚者,加熟地、芍药、阿胶以养心血;不寐较重者,加五味子、夜交藤、合欢皮、柏子仁养心安神,或加生龙骨、生牡蛎、琥珀末以镇静安神;兼见脘闷纳呆,苔腻,重用白术,加苍术、半夏、陈皮、茯苓、厚朴以健脾燥湿,理气化痰。若产后虚烦不寐,或老人夜寐早醒而无虚烦者,多属气血不足,亦可用本方。

4.心肾不交证

心烦不寐,入睡困难,心悸多梦,伴头晕耳鸣,腰膝酸软,潮热盗汗,五心烦热,咽干少津,男子遗精,女子月经不调,舌红少苔,脉细数。

证机概要:肾水亏虚,不能上济于心,心火炽盛,不能下交于肾。

治法:滋阴降火,交通心肾。

代表方:六味地黄丸合交泰丸加减。前方以滋补肾阴为主,用于头晕耳鸣,腰膝酸软,潮热盗汗等肾阴不足证;后方以清心降火,引火归原,用于心烦不寐,梦遗失精等心火偏亢证。

常用药:熟地黄、山萸肉、山药滋补肝肾,填精益髓;泽泻、茯苓、丹皮健脾渗湿,清泄相火;黄连清心降火;肉桂引火归原。

心阴不足为主者,可用天王补心丹以滋阴养血,补心安神;心烦不寐,彻夜不眠者,加朱砂、磁石、龙骨、龙齿重镇安神。

5.心胆气虚证

虚烦不寐,触事易惊,终日惕惕,胆怯心悸,伴气短自汗,倦怠乏力,舌淡,脉弦细。

证机概要:心胆虚怯,心神失养,神魂不安。

治法:益气镇惊,安神定志。

代表方:安神定志丸合酸枣仁汤加减。前方重于镇惊安神,用于心烦不寐,气短自汗,倦怠乏力之症;后方偏于养血清热除烦,用于虚烦不寐,终日惕惕,触事易惊之症。

常用药:人参、茯苓、甘草益心胆之气;茯神、远志、龙齿、石菖蒲化痰宁心,镇惊安神;川芎、酸枣仁调血养心;知母清热除烦。

心肝血虚,惊悸汗出者,重用人参,加白芍、当归、黄芪以补养肝血;肝不疏土,胸闷,善太息,纳呆腹胀者,加柴胡、陈皮、山药、白术以疏肝健脾;心悸甚,惊惕不安者,加生龙骨、生牡蛎、朱砂以重镇安神。

四、预防调护

不寐属心神病变,重视精神调摄和讲究睡眠卫生具有实际的预防意义。《黄帝内经》云:"恬淡虚无,真气从之,精神内守,病安从来。"积极进行心理情志调整,克服过度的紧张、兴奋、焦虑、抑郁、惊恐、愤怒等不良情绪,做到喜怒有节,保持精神舒畅,尽量以放松的、顺其自然的心态对待睡眠,反而能较好地入睡。

睡眠卫生方面,首先帮助患者建立有规律的作息制度,从事适当的体力活动或体育锻炼,增强体质,持之以恒,促进身心健康。其次养成良好的睡眠习惯。晚餐要清淡,不宜过饱,更忌浓茶、咖啡及吸烟。睡前避免从事紧张和兴奋的活动,养成定时就寝的习惯。另外,要注意睡眠环境的安宁,床铺要舒适,卧室光线要柔和,并努力减少噪声,去除各种可能影响睡眠的外在因素。

第二节 多 寐

多寐是指不分昼夜,时时欲睡,呼之能醒,醒后复睡的病证。西医的发作性睡病、神经官能症、精神病的某些患者,其症状与多寐类似者,可参考本证辨证论治。

一、诊断要点

(一)诊断

(1)不论白天黑夜,不分场合地点,随时可以入睡,但呼之能醒,但未几又已入睡。

（2）某些热性或慢性疾病过程中出现嗜睡，每为病程严重的预兆，不属本证范围。

（3）应与昏迷、厥证等相鉴别。昏迷是神志不清，意识丧失；厥证是呼之不应，四肢厥冷等。

（二）辨证分析

多寐主要是由于脾虚湿胜、阳衰、瘀血阻窍所致，其病理主要是由于阴盛阳虚。因阳主动，阴主静，阴盛故多寐。临床辨证主要是区分虚实，脾虚、阳衰为虚证，湿胜、瘀阻者为实证。治疗以健脾、温肾、祛湿、化瘀为主要治法。

二、辨证论治

（一）湿胜型

1.证见

多发于雨湿之季，或丰肥之人。胸闷纳少，身重嗜睡，苔白腻，脉濡缓。

2.治法

燥湿健脾。

3.方药

（1）主方：平胃散（陈师文等《太平惠民和剂局方》）加味。

处方：苍术 15 g，厚朴 12 g，陈皮 6 g，藿香 12 g，薏苡仁 18 g，法半夏 12 g，布渣叶 12 g，甘草 6 g。水煎服。

（2）单方验方：藿香佩兰合剂（任达然验方）。

处方：藿香、佩兰、苍术、川朴各 10 g，陈皮 6 g，法半夏、茯苓、石菖蒲各 10 g。水煎服。

（二）脾虚型

1.证见

精神倦怠，嗜睡，饭后尤甚，肢怠乏力，面色萎黄，纳少便溏。舌淡胖苔薄白，脉虚弱。

2.治法

健脾益气。

3.方药

（1）主方：六君子汤（虞抟《医学正传》）加减。

处方：党参 15 g，白术 12 g，茯苓 12 g，法半夏 12 g，陈皮 6 g，黄芪 15 g，神曲 10 g，麦芽 20 g，甘草 6 g。水煎服。

（2）中成药：补中益气丸，每次 9 g，每天 3 次。

（3）单方验方：黄芪升蒲汤（刘国普验方）。

处方：黄芪 30 g，升麻 9 g，茯苓 15 g，白术 12 g，石菖蒲 12 g。水煎服。

（三）阳虚型

1.证见

精神疲惫，整日嗜睡懒言，畏寒肢冷，健忘。舌淡苔薄，脉沉细无力。

2.治法

益气温阳。

3.方药

（1）主方：附子理中丸（陈师文等《太平惠民和剂局方》）加减。

处方：熟附子 12 g，干姜 10 g，党参 20 g，黄芪 18 g，巴戟天 12 g，升麻 6 g，淫羊藿 15 g，炙甘草 6 g。水煎服。

（2）中成药：附桂八味丸，每次 9 g，每天 3 次。

（3）单方验方：①附子细辛汤（何春水等《精选千家妙方》）。处方：熟附子 15 g（先煎 1 小时），细辛、苍术、厚朴、陈皮各 10 g，麻黄 6 g。加水煎沸 15 分钟，滤出药液，再加水煎 20 分钟，去渣，两煎药液兑匀，分服，每天 1 剂。②嗜睡方（陈耀庭验方）。处方：红参 6 g（另煎），干姜、补骨脂各 10 g，附子 9 g，桂枝 8 g，吴茱萸 6 g，焦白术、炙甘草各 12 g。水煎服。

（四）瘀阻型

1.证见

头昏头痛，神倦嗜睡，病情较久，或有头部外伤病史。舌质紫暗或有瘀斑，脉涩。

2.治法

活血通络。

3.方药

（1）主方：通窍活血汤（王清任《医林改错》）加减。

处方：赤芍 15 g，川芎 10 g，桃仁 12 g，红花 10 g，白芷 10 g，丹参 20 g，生姜 10 g，葱白 3 条，大枣 5 枚。水煎服。

兼有气滞者，选加青皮 10 g，陈皮 6 g，枳壳 12 g，香附 10 g。兼有阴虚者，可选加生地黄 15 g，牡丹皮 10 g，麦冬 12 g。兼有气虚者，可选加黄芪 18 g，党参 15 g。兼有阳虚者，选加肉桂 6 g，熟附子 10 g。兼有痰浊者，选加法半夏 12 g，陈皮 6 g，白芥子 12 g。兼有热象者，可加黄芩、山栀各 12 g。

（2）中成药：①盐酸川芎嗪片，每次 2 片，每天 3 次。②复方丹参片，每次 3 片，每天 3 次。

（3）单方验方：当归五灵脂合剂（隋殿军《当代中国名医秘验方精粹》）。

处方：当归、五灵脂、茺蔚子各 12 g，黄芪 20 g，蒲黄、赤芍、延胡索、没药各 10 g，干姜 8 g，小茴香、升麻、甘草各 6 g。水煎服。

第三节 癫 狂

一、定义

癫病以精神抑郁，表情淡漠，沉默痴呆，语无伦次，静而少动为特征；狂病以精神亢奋，狂躁刚暴，喧扰不宁，毁物打骂，动而多怒为特征。癫病与狂病都是精神失常的疾病，两者在临床上可以互相转化，故常并称。

二、历史沿革

癫之病名最早见于马王堆汉墓出土的《足臂十一脉灸经》"数癫疾"。癫狂病名出自《黄帝内经》。该书对于本病的症状、病因、病机及治疗均有较详细的记载。

在症状描述方面，如《灵枢·癫狂》篇说："癫疾始生，先不乐，头重痛，视举，目赤，甚作极，已而烦心""狂始发，少卧，不饥，自高贤也，自辨智也，自尊贵也，善骂詈，日夜不休。"

在病因、病机方面，《素问·至真要大论篇》说："诸躁狂越，皆属于火。"《素问·脉要精微论篇》说："衣被不敛，言语善恶，不避亲疏者，此神明之乱也。"《素问·脉解篇》又说："阳尽在上，而阴气从下，下虚上实，故狂癫疾也。"指出了火邪扰心和阴阳失调可以发病。《灵枢·癫狂》篇又有"得之忧饥""得之大恐""得之有所大喜"等记载。明确指出情志因素亦可以导致癫狂的发生。《素问·奇病论篇》说："人生而有病癫疾者，此得之在母腹中时。"指出本病具有遗传性。

在治疗方面，《素问·病能论篇》中"帝曰：有病怒狂者，其病安生？岐伯曰：生于阳也。帝曰：治之奈何？岐伯曰：夺其实即已，夫食入于阴，长气于阳，故夺其食则已，使之服以生铁落为饮，夫生铁落者，下气疾也。"至《难经》则明确提出癫与狂的鉴别要点,如《二十难》记有"重阳者狂,重阴者癫",而《五十九难》对癫狂二证则从症状表现上加以区别,其曰:"狂癫之病何以别之?然:狂疾之始发,少卧而不饥,自高贤也,自辩智也,自倨贵也,妄笑好歌乐,妄行不休是也。癫疾始发,意不乐,僵仆直视,其脉三部阴阳俱盛是也。"对两者的鉴别可谓要言不烦。

汉代张仲景《金匮要略·五脏风寒积聚病脉证治》说:"邪哭(作'人'解)使魂魄不安者,血气少也,血气少者属于心,心气虚者,其人则畏;合目欲眠,梦远行而精神离散,魂魄妄行。阴气衰者为癫,阳气衰者为狂。"对本病的病因作进一步的探讨,提出因心虚而血气少,邪乘于阴则为癫,邪乘于阳则为狂。

唐宋以后,对癫狂的证候描述更加确切。唐代孙思邈《备急千金要方·风癫》曰:"示表癫邪之端,而见其病,或有默默而不声,或复多言而漫说,或歌或哭,或吟或笑,或眠坐沟渠,瞰于粪秽,或裸形露体,或昼夜游走,或嗔骂无度,或是蜚蛊精灵,手乱目急。"对癫狂采用针药并用的治疗方式。

到金元时代时癫狂的病因学说有了较大的发展。如金代刘完素《素问玄机原病式·五运主病》说:"经注曰多喜为癫,多怒为狂,然喜为心志,故心热甚则多喜而为狂,况五志所发,皆为热,故狂者五志间发。"元代朱丹溪《丹溪心法·癫狂篇》云:"癫属阴,狂属阳……大率多因痰结于心胸间。"提出了癫狂的发病与"痰"有关的理论,并提出"痰迷心窍"之说,对于指导临床实践具有重要意义,也为后世许多医家所遵循。此时不仅对病因病机的认识更臻完善,而且从实践中也积累了一些治疗本病的经验。如治癫用养心血、镇心神、开痰结,治狂用大吐下之法。此外,《丹溪心法》还记有精神治疗的方法。

及至明清两代,不少医家对本病证治理法的研究多有心得体会。如明代楼英《医学纲目》卷二十五记有:"狂之为病少卧,少卧则卫独行,阳不行阴,故阳盛阴虚,令昏其神。得睡则卫得入于阴,而阴得卫镇,不虚,阳无卫助,不盛,故阴阳均平而愈矣。"对《黄帝内经》狂病,由阴阳失调而成的理论有所发挥。再如李梴、张景岳等对癫狂二证的区别,分辨甚详。明代李梴《医学入门·癫狂》说:"癫者异常也,平日能言,癫则沉默;平日不言,癫则呻吟,甚则僵卧直视,心常不乐""狂者凶狂也,轻则自高自是,好歌好舞,甚则弃衣而走,逾垣上屋,又甚则披头大叫,不避水火,且好杀人。"明代张介宾《景岳全书·癫狂痴呆》说:"狂病常醒,多怒而暴;癫病常昏,多倦而静。由此观之,则其阴阳寒热,自有冰炭之异。"明代王肯堂《证治准绳》中云:"癫者,俗谓之失心风。多因抑郁不遂……精神恍惚,言语错乱,喜怒不常。"这一时期的医家肯定了癫狂痰迷心窍的病机,治疗多主张治癫宜解郁化痰、宁心安神为主;治狂则先夺其食,或降其火,或下其痰,药用重剂,不可畏首畏尾。明代戴思恭《证治要诀·癫狂》提出:"癫狂由七情所郁,遂生痰涎,迷塞心窍。"明代虞抟《医学正传》以牛黄清心丸治癫狂,取其豁痰清心之意。至王清任又提出了血瘀可病癫狂的论点,并认识到本病与脑有着密切的关系。如王清任《医林改错》癫狂梦醒汤谓:"癫狂一证……乃气血凝滞脑气,与脏腑气不接,如同做梦一样。"清代何梦瑶《医碥·狂癫痫》剖析狂病病机为火气乘心,劫伤心血,神不守舍,痰涎入踞。清代张璐《张氏医通·神志门》集狂病治法之大成:"上焦实者,从高抑之,生铁落饮;阳明实则脉伏,大承气汤去厚朴加当归、铁落饮,以大利为度;在上者,因而越之,来苏膏,或戴人三圣散涌吐,其病立安,后用洗心散、凉膈散调之;形证脉气俱实,当涌吐兼利,胜金丹一服神效……《经》云:喜乐无极则伤魂,魄伤则狂,狂者意不存,当以恐胜之,以凉药补魄之阴,清神汤。"

综上所述,历代医家则对癫狂的病因、病机、临床症状及治疗进行了较多的论述,对后世有较大的影响。

三、范围

癫病与狂病都是精神失常的疾患,其表现类似于西医学的某些精神病,精神分裂症的精神抑郁型、心境障碍中躁狂抑郁症的抑郁型、抑郁发作大致相当于癫病。精神分裂症的紧张性兴奋型及青春型、心境障碍中躁狂抑郁症的躁狂型、躁狂发作、急性反应性精神病的兴奋状态大致相当于狂病。凡此诸病出现症状、舌苔、脉象等临床表现与本篇所述相同者,均可参考本篇进行辨证论治。

四、病因病机

癫狂发生的原因,总与七情内伤密切相关,或以思虑不遂,或以悲喜交加,或以恼怒惊恐,皆能损伤心、脾、肝、胆,导致脏腑功能失调和阴阳失于平秘,进而产生气滞、痰结、火郁、血瘀等,蒙蔽心窍而引起神志失常。狂病属阳,癫病属阴,病因病机有所不同。如清代叶天士《临证指南医案》龚商年按:"狂由大惊大恐,病在肝胆胃经,三阳并而上升,故火炽则痰涌,心窍为之闭塞。癫由积忧积郁,病在心脾包络,三阴蔽而不宣,故气郁则痰迷,神志为之混淆。"

癫狂的发生存在原发病因、继发病因和诱发因素 3 种情况。原发病因有禀赋不足,情志内伤和饮食不节;继发病因有气滞、痰结、火郁、血瘀等;诱发因素有情志失节,人事怫意,突遭变乱及剧烈的情志刺激。癫病起病多缓慢,渐进发展,癫病病位在肝、脾、心、脑,病之初起多表现为实证,后转换为虚实夹杂,病程日久,损伤心、脾、脑、肾,转为虚证。狂病急性发病,狂病病位在肝、胆、胃、心、脑,病之初起为阳证、热证、实证，渐向虚实夹杂转化，终至邪去正伤，渐向癫病过渡。

兹从气、痰、火、瘀4个方面对本病的病因、病机列述如下。

(一)气机阻滞

《素问·举痛论篇》有"百病皆生于气"之说，平素易怒者，由于郁怒伤肝，肝失疏泄，则气机失调，气郁日久，则进一步形成气滞血瘀，或痰气互结，或气郁化火，阻闭心窍而发为癫狂。正如《证治要诀·癫狂》所说"癫狂由七情所郁，遂生痰涎，迷塞心窍"。

(二)痰浊蕴结

自从金元时代朱丹溪提出癫狂与"痰"有关的论点以后，不少医家均宗其说。如明代张景岳《景岳全书·癫狂痴呆》说："癫病多由痰气，凡气有所逆，痰有所滞，皆能壅闭经络，格塞心窍。"近代张锡纯《医学衷中参西录·医方》明确指出："癫狂之证，乃痰火上泛，瘀塞其心与脑相连窍络，以致心脑不通，神明皆乱。"由于长期的忧思郁怒造成气机不畅，肝郁犯脾，脾失健运，痰涎内生，以致气血痰结。或因脾气虚弱，升降失常，清浊不分，浊阴蕴结成痰，则为气虚痰结。无论气郁痰结或气虚痰结，总由"痰迷心窍"而病癫病。若因五志之火不得宣泄，炼液成痰，或肝火乘胃，津液被熬，结为痰火；或痰结日久，郁而化火，以致痰火上扰，心窍被蒙，神志遂乱，也可发为狂病。

(三)火郁扰神

《黄帝内经》早就指出狂病与火有关。如《素问·至真要大论篇》指出："诸躁狂越，皆属于火。"《素问·阳明脉解篇》又说："帝曰：病甚则弃衣而走，登高而歌，或至不食数日，逾垣上屋，所上之处，皆非其素所能也，病反能者何也？岐伯曰：四肢者，诸阳之本也，阳盛则四肢实，实则能登高也""帝曰：其妄言骂詈不避亲疏而歌者何也？岐伯曰：阳盛则使人妄言骂詈，不避亲疏而不欲食，不欲食故妄走也。"因阳明热盛，上扰心窍，以致心神昏乱而发为狂病。《景岳全书·癫狂痴呆》亦说："凡狂病多因于火，此或以谋为失志，或以思虑郁结，屈无所伸，怒无所泄，以致肝胆气逆，木火合邪，是诚东方实证也，此其邪盛于心，则为神魂不守，邪乘于胃，则为暴横刚强。"

综上所述，胃、肝、胆三经实火上升扰动心神，皆可发为狂病。

(四)瘀血内阻

由于血瘀使脑气与脏腑之气不相连接而发狂。如清代王清任《医林改错》说："癫狂一证，哭笑不休，詈骂歌唱，不避亲疏，许多恶态，乃气血凝滞，脑气与脏腑气不接，如同做梦一样。"并自创癫狂梦醒汤治疗本病。另外，王清任还创立脑髓说,其曰:"灵机记性在脑者,因饮食生气血,长肌肉,精汁之清者,化而为髓""小儿无记性者,脑髓未满,高年无记性者,脑髓渐空。"联系本病的发生,如头脑发生血瘀气滞,使脏腑化生的气血不能正常的充养元神之府,或因血瘀阻滞脉络,气血不能上荣脑髓,则可造成灵机混乱,神志失常发为癫狂。

综上所述,气、痰、火、瘀均可造成阴阳的偏盛偏衰,而历代医家多以阴阳失调作为本病的主要病机。如《素问·生气通天论篇》说:"阴不胜其阳,则脉流薄疾,并乃狂。"又《素问·宣明五气论篇》说:"邪入于阳则狂,邪入于阴则痹,搏阳则为癫疾。"《难经·二十难》说:"重阳者狂,重阴者癫。"所谓重阴重阳者,医家论述颇不一致。有说阳邪并于阳者为重阳,阴邪并于阴者为重阴;有说三部阴阳脉皆洪盛而牢为重阳,三部阴阳脉皆沉伏而细为重阴;还有认为气并于阳而阳盛气实者为重阳,血并于阴而阴盛血实者为重阴。概言之,两种属阳的因素重叠相加称为重阳,如平素好动、性情暴躁,又受痰火阳邪,此为重阳而病狂;两种属阴的因素重叠相加,称为重阴,如平素好静,情志抑郁,又受痰郁阴邪,此为重阴而病癫。此后在《诸病源候论》《普济方》以及明清许多医家的著述中,也都说明机体阴阳失调,不能互相维系,以致阴虚于下,阳亢于上,心神被扰,神明逆乱而发癫狂。

此外,张仲景《伤寒论》尚有蓄血发狂的记载,应属血瘀一类;由于思虑太过,劳伤心脾,气血两虚,心失所养亦可致病。《医学正传·癫狂痫证》说:"癫为心血不足。"癫狂病的发生还与先天禀赋有关,若禀赋充足,体质强壮,阴平阳秘,虽受七情刺激也只是短暂的情志失畅;反之禀赋素虚,肾气不足,复因惊骇悲恐,意志不遂等七情内伤,则每可引起阴阳失调而发病。禀赋不足而发病者往往具有家族遗传性,其家族可有类似的病史。

五、诊断与鉴别诊断

(一)诊断

1.发病特点

本病发生与内伤七情密切相关,性格暴躁、抑郁、孤僻、易于发怒、胆怯疑虑等,是发病的常见因素;头颅外伤、中毒病史对确定诊断也有帮助。但其主要诊断依据是灵机、情志、行为三方面的失常。所谓灵机即记性、思考、谋虑、决断等方面的功能表现。

2.临床表现

本病的临床症状大致可分为4类,兹分述如下。

（1）躁狂症状：如弃衣而走，登高而歌，数日不食而能逾垣上屋，所上之处，皆非其力所能，妄言骂詈，不避亲疏，妄想丛生，毁物伤人，甚至自杀等，其证属实热，为阳气有余的症状。

（2）抑郁症状：如精神恍惚，表情淡漠，沉默痴呆，喃喃自语或语无伦次，秽洁不知，颠倒错乱，或歌或笑，悲喜无常，其证多偏于虚。为阴气有余的症状，或为痰气交阻。

（3）幻觉症状：幻觉是患者对客观上不存在的事物，却感到和真实的一样，可有幻视、幻听、幻嗅、幻触等症。如早在《灵枢·癫狂》就对幻觉症状有明确的记载："目妄见，耳妄闻……善见鬼神。"再如明代李梴《医学入门·癫狂》记有："视听言动俱妄者，谓之邪祟，甚则能言平生未见闻事及五色神鬼。"此处所谓邪祟，即为幻觉症状。

（4）妄想症状：妄想是与客观实际不符合的病态信念，其判断推理缺乏令人信服的根据，但患者坚信其正确而不能被说服。正如《灵枢·癫狂》所说："自高贤也，自辨智也，自尊贵也。"《中藏经·癫狂》也说："有自委曲者，有自高贤者。"此外，还可有疑病、自罪、被害、嫉妒等妄想症状。

这些临床症状不是中毒、热病所致，头颅 CT 及其他辅助检查没有阳性发现。

总之，癫病多见抑郁症状，呆滞好静，其脉多沉伏细弦；狂病多见躁狂症状，多怒好动，其脉多洪盛滑数，这是两者的区别。至于幻觉症状和妄想症状则既可见于癫病，也可见于狂病。

（二）鉴别诊断

1.痫病

痫病是以突然仆倒，昏不知人，四肢抽搐为特征的发作性疾患，与本病不难区分。但自秦汉至金元时期，往往癫、狂、痫同时并称，常常混而不清，尤其是癫病与痫病始终未能明确分清，及至明代王肯堂才明确提出癫狂与痫病的不同。如《证治准绳·癫狂痫总论》说："癫者或狂或愚，或歌或笑，或悲或泣，如醉如痴，言语有头无尾，秽洁不知，积年累月不愈"；"狂者病之发时猖狂刚暴，如伤寒阳明大实发狂，骂詈不避亲疏，甚则登高而歌，弃衣而走，逾垣上屋，非力所能，或与人语所未尝见之事"；"痫病发则昏不知人，眩仆倒地，不省高下，甚而瘈疭抽掣，目上视，或口眼喎斜，或口作六畜之声。"至此已将癫狂与痫病截然分开，为后世辨证治疗指出了正确方向。

2.谵语、郑声

谵语是因阳明实热或温邪入于营血,热邪扰乱神明,而出现神志不清、胡言乱语的重症。郑声是指疾病晚期心气内损,精神散乱而出现神识不清,不能自主,语言重复,语声低怯,断续重复而语不成句的垂危征象。狂病与谵语、郑声在症状表现上是不同的,如《东垣十书·此事难知集·狂言谵语郑声辨》记有"狂言声大开自与人语,语所未尝见事,即为狂言也。谵语者,合目自语,言所日用常见常行之事,即为谵语也。郑声者,声战无力,不相接续,造字出于喉中,即郑声也"。

3.脏躁

脏躁好发于妇人,其症为悲伤欲哭,数欠伸,像如神灵所作,但可自制,一般不会自伤及伤害他人,与癫狂完全丧失自知力的神志失常不同。

六、辨证

(一)辨证要点

1.癫病审查轻重

精神抑郁,表情淡漠,寡言呆滞是癫病的一般症状,初发病时常兼喜怒无常,喃喃自语,语无伦次,舌苔白腻,此为痰结不深,证情尚轻。若病程迁延日久,则见呆若木鸡,目瞪如愚,灵机混乱,舌苔渐变为白厚而腻,乃痰结日深,病情转重。久则正气日耗,脉由弦滑变为滑缓,终至沉细无力。倘使病情演变为气血两虚,而症见神思恍惚,思维贫乏,意志减退者,则病深难复。

2.狂病明辨虚实

狂病应区分痰火、阴虚的主次先后,狂病初起是以狂暴无知,情感高涨为主要表现,概由痰火实邪扰乱神明而成。病久则火灼阴液,渐变为阴虚火旺之证,可见情绪焦躁,多言不眠,形瘦面赤舌红等症状。这一时期,分辨其主次先后,对于确定治法处方是很重要的。一般说,亢奋症状突出,舌苔黄腻,脉弦滑数者,是痰火为主,而焦虑、烦躁、失眠、精神疲惫,舌质红少苔或无苔,脉细数者,是阴虚为主。至于痰火、阴虚证候出现的先后,则需对上述证候,舌苔、脉象的变化作动态的观察。

(二)证候

1.癫病

(1)痰气郁结:精神抑郁,表情淡漠,寡言呆滞,或多疑虑,语无伦次,或喃喃自语,喜怒无常,甚则忿不欲生,不思饮食。舌苔白腻,脉弦滑。

病机分析:因思虑太过,所愿不遂,使肝气被郁,脾失健运而生痰浊。痰浊阻蔽神明,故出现抑郁、呆滞、语无伦次等症;痰扰心神,故见喜怒无常,忿不欲生,又因痰浊中阻,故不思饮食。苔腻、脉滑皆为气郁痰结之征。

(2)气虚痰结:情感淡漠,不动不语,甚则呆若木鸡,目瞪如愚,傻笑自语,生活被动,灵机混乱,甚至目妄见,耳妄闻,自责自罪,面色萎黄,便溏溲清。舌质淡,舌体胖,苔白腻,脉滑或脉弱。

病机分析:癫久正气亏虚,脾运力薄而痰浊益甚。痰结日深,心窍被蒙,故情感淡漠而呆若木鸡,甚至灵机混乱,出现幻觉症状;脾气日衰故见面色萎黄,便溏、溲清诸症。舌淡胖,苔白腻,脉滑或弱皆为气虚痰结之象。

(3)气血两虚:病程漫长,病势较缓,面色苍白,多有疲惫不堪之象,神思恍惚,心悸易惊,善悲欲哭,思维贫乏,意志减退,言语无序,魂梦颠倒。舌质淡,舌体胖大有齿痕,舌苔薄白,脉细弱无力。

病机分析:癫病日久,中气渐衰,气血生化乏源,故面色苍白,肢体困乏,疲惫不堪;因心血内亏,心失所养,可见神思恍惚,心悸易惊,意志减退诸症。舌胖,脉细是气血俱衰之征。

2.狂病

(1)痰火扰心:起病急,常先有性情急躁,头痛失眠,两目怒视,面红目赤,突然狂暴无知,情感高涨,言语杂乱,逾垣上屋,气力逾常,骂詈叫号,不避亲疏,或毁物伤人,或哭笑无常,登高而歌,弃衣而走,渴喜冷饮,便秘溲赤,不食不眠。舌质红绛,苔多黄腻,脉弦滑数。

病机分析:五志化火,鼓动阳明痰热,上扰清窍,故见性情急躁,头痛失眠;阳气独盛,扰乱心神,神明昏乱,症见狂暴无知,言语杂乱,骂詈不避亲疏;四肢为诸阳之本,阳盛则四肢实,实则登高、逾垣、上屋,而气力超乎寻常。舌绛苔黄腻,脉弦而滑数,皆属痰火壅盛,且有伤阴之势。以火属阳,阳主动,故起病急骤而狂暴不休。

(2)阴虚火旺:狂病日久,病势较缓,精神疲惫,时而躁狂,情绪焦虑、紧张,多言善惊,恐惧而不稳,烦躁不眠,形瘦面红,五心烦热。舌质红,少苔或无苔,脉细数。

病机分析:狂乱躁动日久,必致气阴两伤,如气不足则精神疲惫,仅有时躁狂而不能持久。由于阴伤而虚火旺盛,扰乱心神,故症见情绪焦虑,多言善惊,烦躁不眠,形瘦面红等。舌质红,脉细数,也为阴虚内热之象。

(3)气血凝滞:情绪躁扰不安,恼怒多言,甚则登高而歌,弃衣而走,或目妄见,耳妄闻,或呆滞少语,妄思离奇多端,常兼面色暗滞,胸胁满闷,头痛心悸,或妇人经期腹痛,经血紫黯有块。舌质紫黯有瘀斑,舌苔或薄白或薄黄,脉细弦,或弦数,或沉弦而迟。

病机分析:本证由血气凝滞使脑气与脏腑气不相接续而成,若瘀兼实热,苔黄,脉弦致,多表现为狂病;若瘀兼虚寒,苔白,脉沉弦而迟,多表现为癫病。但是无论属狂属癫,均以血瘀气滞为主因。

七、治疗

(一)治疗原则

1.解郁化痰,宁心安神

癫病多虚,为重阴之病,主于气与痰,治疗宜解郁化痰,宁心安神,补养气血为主要治则。

2.泻火逐痰,活血滋阴

狂病多实,为重阳之病,主于痰火、瘀血,治疗宜降其火,或下其痰,或化其瘀血,后期应予滋养心肝阴液,兼清虚火。

概言之,癫病与狂病总因七情内伤,使阴阳失调,或气并于阳,或血并于阴而发病,故治疗总则以调整阴阳,以平为期,如《素问·生气通天论篇》所说:"阴平阳秘,精神乃治。"

(二)治法方药

1.癫病

(1)痰气郁结。

治法:疏肝解郁,化痰开窍。

方药:逍遥散合涤痰汤加减。药用柴胡配白芍疏肝柔肝,可加香附、郁金以增理气解郁之力,其中茯苓、白术可以健脾化浊。涤痰汤为二陈汤增入胆南星、枳实、人参、石菖蒲、竹茹而成,胆南星、竹茹辅助二陈汤化痰,石菖蒲合郁金可以开窍,枳实配香附可以理气,人参可暂去之。

单用上方恐其效力不达,须配用十香返生丹,每服 1 丸,日服两次,是借芳香开窍之力,以奏涤痰散结之功;若癫病因痰结气郁而化热者,症见失眠易惊,烦躁不安而神志昏乱,舌苔转为黄腻,舌质渐红,治当清化痰热,清心开窍,可用温胆汤送服至宝丹。

(2)气虚痰结。

治法:益气健脾,涤痰宣窍。

方药:四君子汤合涤痰汤加减。药用人参、茯苓、白术、甘草四君益气健脾以扶正培本。再予半夏、胆南星、橘红、枳实、石菖蒲、竹茹涤除痰涎,可加远志、郁金,既可理气化痰,又能辅助石菖蒲宣开心窍。

若神思迷惘,表情呆钝,症情较重,是痰迷心窍较深,治宜温开,可用苏合香丸,每服 1 丸,日服两次,以豁痰宣窍。

(3)气血两虚。

治法:益气健脾,养血安神。

方药:养心汤加减。方中人参、黄芪、甘草补脾益气;当归、川芎养心血;茯苓、远志、柏子仁、酸枣仁、五味子宁心神;更有肉桂引药入心,以奏养心安神之功。

若兼见畏寒蜷缩,卧姿如弓,小便清长,下利清谷者,属肾阳不足,应加入温补肾阳之品,如补骨脂、巴戟天、肉苁蓉等。

2.狂病

(1)痰火扰心。

治法:泻火逐痰,镇心安神。

方药:泻心汤合礞石滚痰丸加减。方中大黄、黄连、黄芩苦寒直折心肝胃三经之火,知母滋阴降火而能维护阴液,佐以生铁落镇心安神。礞石滚痰丸方用青礞石、沉香、大黄、黄芩、朴硝,逐痰降火,待痰火渐退,礞石滚痰丸可改为包煎。

胸膈痰浊壅盛,而形体壮实,脉滑大有力者,可采用涌吐痰涎法,三圣散治之,方中瓜蒂、防风、藜芦三味,劫夺痰浊,吐后如形神俱乏,当以饮食调养。阳明热结,躁狂谵语,神志昏乱,面赤腹满,大便燥结,舌苔焦黄起刺或焦黑燥裂,舌质红绛,脉滑实而大者,宜先服大承气汤急下存阴,再投凉膈散加减清以泻实火;病情好转而痰火未尽,心烦失眠,哭笑无常者,可用温胆汤送服朱砂安神丸。

(2)阴虚火旺。

治则:滋阴降火,安神定志。

方药:选用二阴煎加减,送服定志丸。方中生地、麦门冬、玄参养阴清热;黄连、木通、竹叶、灯心草泻热清心安神;可加用白薇、地骨皮清虚热;茯神、炒酸枣仁、甘草养心安神。定志丸方用人参、茯神、石菖蒲、甘草,其方健脾养心,安神定志,可用汤药送服,也可布包入煎。

若阴虚火旺兼有痰热未清者,仍可用二阴煎适当加入全瓜蒌、胆南星、天竺黄等。

(3)气血凝滞。

治则:活血化瘀,理气解郁。

方药:选用癫狂梦醒汤加减,送服大黄䗪虫丸。方中重用桃仁合赤芍活血化瘀,还可加用丹参、红花、水蛭以助活血之力;柴胡、香附理气解郁;青陈皮、大腹皮、桑白皮、苏子行气降气;半夏和胃,甘草调中。

如蕴热者可用木通加黄芩以清之;兼寒者加干姜、附子助阳温经。大黄䗪虫丸方用大黄、黄芩、甘草、桃仁、杏仁、芍药、干生地、干漆、虻虫、水蛭、蛴螬、䗪虫。可祛瘀生新,攻逐蓄血,但需要服用较长时期。

(三)其他治法

1.单方验方

(1)黄芫花:取花蕾及叶,晒干研粉,成人每天服 1.5～6 g,饭前一次服下,10～20 日为 1 个疗程,主治狂病属痰火扰心者。一般服后有恶心、呕吐、腹泻等反应,故孕妇、体弱、素有胃肠病者忌用。

(2)巴豆霜:1～3 g,分 2 次间隔半小时服完,10 次为 1 个疗程,一般服用 2 个疗程,第 1 个疗程隔天 1 次,第 2 个疗程隔 2 天 1 次。主治狂病,以痰火扰心为主者。

2.针灸

取穴以任督二脉、心及心包经为主,其配穴总以清心醒脑,豁痰宣窍为原则,其手法多采用三人或五人同时进针法,狂病多用泻法,大幅度捻转,进行强刺激,癫病可用平补平泻的手法。

(1)癫病主方:①中脘、神门、三阴交。②心俞、肝俞、脾俞、丰隆。两组可以交替使用。

(2)狂病主方:①人中、少商、隐白、大陵、丰隆。②风府、大椎、身柱。③鸠尾、上脘、中脘、丰隆。④人中、风府、劳宫、大陵。每次取穴一组,4 组穴位可以轮换使用。狂病发作时,可独取两侧环跳穴,用四寸粗针,行强刺激,可起安神定志作用。

3.灌肠疗法

痰浊蒙窍的癫病:以生铁落、牡蛎、石菖蒲、郁金、胆南星、法半夏、礞石、黄连、竹叶、灯心草、赤芍、桃仁、红花组方,先煎生铁落、礞石 30 分钟,去渣加其他药物煎 30 分钟,取汁灌肠。

4.饮食疗法

心脾不足者:黄芪莲子粥,取黄芪,文火煎 10 分钟,去渣,入莲子、粳米,煮粥。

心肾不交者:百合地黄粥。生地切丝,煮1~2分钟,去渣,入百合,粳米煮成粥,加蜂蜜适量。

八、转归及预后

癫病属痰气郁结而病程较短者,及时祛除壅塞胸膈之痰浊,复以理气解郁之法,较易治愈;若病久失治,则痰浊日盛而正气日虚,乃成气虚痰结之证;或痰郁化热,痰火渐盛,转变为狂病。

气虚痰结证如积极调治,使痰浊渐化,正气渐复,则可以向愈,但较痰气郁结证易于复发。若迁延失治或调养不当,正气愈虚而痰愈盛,痰愈盛则症愈重,终因灵机混乱,日久不复成废人。

气血两虚治以扶正固本,补养心脾之法,使气血渐复,尚可向愈,但即使病情好转,也多情感淡漠,灵机迟滞,工作效率不高,且复发机会较多。

狂病骤起先见痰火扰心之证,急投泻火逐痰之法,病情多可迅速缓解;若经治以后,火势渐衰而痰浊留恋,深思迷惘,其状如癫,乃已转变为癫病。如治不得法或不及时,致使真阴耗伤,则心神昏乱日重,其证转化为阴虚火旺,若此时给予正确的治疗,使内热渐清而阴液渐复,则病情可向愈发展。如治疗失当,则火愈旺而阴愈伤,阴愈亏则火愈亢,以致躁狂之症时隐时发,时轻时重。

另外,火邪耗气伤阴,导致气阴两衰,则迁延难愈。狂病日久出现气血凝滞,治疗得法,血瘀征象不断改善,则癫狂症状也可逐渐好转。若病久迁延不愈,可形成气血阴阳俱衰,灵机混乱,预后多不良。

九、预防与护理

癫狂之病多由内伤七情而引起,故应注意精神调摄。

在护理方面,首先应正确对待患者的各种病态表现,不应讥笑、讽刺,要关心患者。

(1)对于尚有一些适应环境能力的轻证患者,应注意调节情志活动,如以喜胜忧,以忧胜怒等。

(2)对其不合理的要求应耐心解释,对其合理的要求应尽量满足。

(3)对重证患者的打人、骂人、自伤、毁物等症状,要采取防护措施,注意安全,防止意外。

(4)对于拒食患者应找出原因,根据其特点进行劝导、督促、喂食或鼻饲,以保证营养。

（5）对有自杀、杀人企图或行为的患者，必须严密注意，专人照顾，并将危险品如刀、剪、绳、药品等严加收藏，注意投河、跳楼、触电等意外行为。

第四节　痫　　病

痫病是指以短暂的感觉障碍，肢体抽搐，意识丧失，甚则仆倒，口吐涎沫，两目上视或口中怪叫，移时苏醒，醒后如常人为主要临床表现的一种反复发作性神志异常的病证。俗称"羊痫风""痫厥""胎病"。尤以青少年多发，男性多于女性。

痫病的有关论述首见于《黄帝内经》，如《灵枢·癫狂》记有："癫疾始生，先不乐，头重痛，视举，目赤，甚作极，已而烦心。"此后历代医家对其病因、症状及治疗都有丰富的论述。

《难经·五十九难》云："癫疾始发，意不乐，僵仆直视，其脉三部阴阳俱盛是也。"巢元方《诸病源候论》中将不同病因引起的痫病，分为风痫、惊痫、食痫、痰痫等，描述其发作特点为"痫病……醒后又复发，有连日发者，有一日三五发者"。陈无择《三因极-病证方论·癫痫方论》指出："癫痫病皆由惊动，使脏气不平，郁而生涎，闭塞诸经，厥而乃成。或在母胎中受惊，或少小感风寒暑湿，或饮食不节，逆于脏气"。朱丹溪《丹溪心法·痫》："无非痰涎壅塞，迷乱心窍。"《古今医鉴·五痫》指出："夫痫者有五等，而类五畜，以应五脏，发则卒然倒仆，口眼相引，手足搐搦，背脊强直，口吐涎沫，声类畜叫，食顷乃苏。"以上论述指出了惊恐、饮食不节、母腹中受惊、偶感风寒、痰涎等是致痫的主要病因。

《证治准绳·痫》指出痫病与卒中、痉病等病证的不同："痫病仆时口中作声，将醒时吐涎沫，醒后又复发，有连日发者，有一日三五发者。中风、中寒、中暑之类则仆时无声，醒时无涎沫，醒后不再复发。痉病虽亦时发时止，然身强直反张如弓，不如痫之身软，或如猪犬牛羊之鸣也。"

对于本病治疗，《扁鹊心书》记载："痫，中脘灸五十壮。"《备急千金要方》："痫之为病，目反、四肢不举，灸风府……又灸项上、鼻人中、下唇承浆，皆随年壮。"《临证指南医案·癫痫》："痫之实者，用五痫丸以攻风，控涎丸以劫痰，龙荟丸以泻火；虚者，当补助气血，调摄阴阳，养营汤、河车丸之类主之。"王清任则认为痫病的发生与元气虚"不能上转入脑髓"和脑髓瘀血有关,并创龙马自来丹、黄芪赤风汤治之。

现代医学的癫痫病,出现痫病的临床表现时,可参考本节进行辨证论治。

一、病因病机

痫病之发生,多由先天因素,七情所伤,痰迷心窍,脑部外伤或其他疾病之后造成脏腑功能失调,气机逆乱,阴阳失衡,元神失控所致,而尤以痰邪作祟最为重要。心脑神机失用为本,风、痰、火、瘀致病为标,先天遗传与后天所伤是两大致病因素。

(一)先天因素

痫病始于幼年者,与先天因素密切相关。先天因素有两方面:一是如《素问·奇病论》中所说的"因未产前腹内受损……或七情所致伤胎气";二是父母禀赋不足,或父母本身患癫痫,导致胎儿精气不足,影响胎儿发育,出生后,小儿脏气不平,易生痰生风,导致痫病发作。

(二)七情失调

主要责之于惊恐。由于突受大惊大恐,"惊则气乱""恐则气下",造成气机逆乱,进而损伤肝肾,致使阴不敛阳而生热生风,痫病发作。小儿脏腑娇嫩,元气未充,神气怯弱,或素蕴风痰,更易因惊恐而发生本病。正如《三因极-病证方论·癫痫叙论》指出"癫痫病,皆由惊动,使脏气不平"。

(三)痰迷心窍

过食醇酒厚味,以致脾胃受损,精微不布,湿浊内聚成痰;或劳伤思虑,脏腑失调,气郁化火,火热炼液成痰,一遇诱因,痰浊或随气逆,或随风动,蒙蔽心窍,壅塞经络,从而发生痫证。即如《丹溪心法》指出的"无非痰涎壅塞,迷闷孔窍",故有"无痰不作痫"之说。

(四)脑部外伤

由于跌仆撞击,或出生时难产,均能导致颅脑受伤。外伤之后,气血瘀阻,血流不畅则神明遂失;筋脉失养,则血虚动风而发病。

此外,或因六淫之邪所干,或因饮食失调,或患他病之后,均可致脏腑受损,积痰内伏,一遇劳作过度,生活起居失于调摄,遂致气机逆乱而触动积痰,痰浊上扰,闭塞心窍,壅塞经络,发为痫病。

痫病病位主要责之于心肝,而与五脏均有关联。本病的发生,主要是由于风、火、痰、瘀等病理因素导致心、肝、脾、肾脏气失调,引起一时性阴阳紊乱,气逆痰涌、火炎风动,蒙蔽清窍,心脑神机失用所致。其中,心脑神机失用为本,风、火、痰、瘀致病为标,病理因素又总以痰为主。

二、诊断要点

(一)症状

(1)任何年龄、性别均可发病,但多在儿童期、青春期或青年期发病,多因先天因素或有家族史,每因惊恐、劳累、情志过极、饮食不节、头部外伤等诱发。

(2)痫病大发作,突然昏倒,不省人事,两目上视,四肢抽搐,口吐涎沫,或有异常叫声,移时苏醒,醒后除疲乏无力外,一如常人。

(3)痫病小发作,突然呆木,瞬间意识丧失,面色苍白,动作中断,手中物件落地,或头突然向前下垂,两目上视,多在数秒至数分钟恢复,清醒后对上述症状全然无知等。

(4)局限性发作可见多种形式,如口、眼、手等局部抽搐,而无突然昏倒,或凝视,或无语言障碍,或无意识动作等,多在数秒至数分钟即止。

(5)发作前可有眩晕胸闷等先兆。

(二)检查

脑电图呈阳性反应,必要时做脑 CT、MRI 等相应检查,有助于诊断。

三、鉴别诊断

(一)中风

痫病重证应与中风相鉴别。痫病重证与中风均有突然仆倒,不省人事的主证,但痫证无半身不遂、口眼㖞斜等症,且醒后一如常人;而中风亦无痫证之口吐涎沫、两目上视或口中怪叫等症,醒后遗留偏瘫等后遗症状。

(二)厥证

两者均无后遗症,厥证除见突然仆倒,不省人事主证外,还有面色苍白,四肢厥冷,但无口吐涎沫,两目上视,四肢抽搐和口中怪叫之见症,临床上亦不难区别。

四、辨证

痫病主要辨别发病持续时间和间隔时间的长短,一般持续时间长则病重,时间短则病轻;间隔时间长则病轻,时间短则病重。确定病性属风、痰、热、瘀,辨证施治。

(一)发作期

1.阳痫

证候:病发前多有眩晕,头痛而胀,胸闷乏力,喜欠伸等先兆症状,或无明显症状,旋即仆倒,不省人事,面色潮红或紫红,牙关紧闭,两目上视,项背强直,四肢抽搐,口吐涎沫或喉中痰鸣,或发怪叫,移时苏醒,除感疲乏、头痛外,一如常人,舌质红,苔黄腻,脉弦数或弦滑。

分析:此为癫痫大发作。先天不足或肝火偏旺,郁久化热,火动生风,煎熬津液,结而为痰,痰火阻闭心窍,则发痫病典型症状;舌红、苔黄腻,脉弦滑或弦数,均为痰热壅盛之象。

2.阴痫

证候:发痫则面色晦暗青灰而黄,手足清冷,双眼半开半合,昏聩偃卧,手足拘急,或抽搐时作,口吐涎沫,一般口不啼叫,或声音微小,或仅为呆木无知,不闻不见,不动不语,或动作中断,手中物件落地;或头突然向前倾下,又迅速抬起;二目上吊数秒乃至数分钟即可恢复,病发后对上述症状全然无知,多一日频作十数次或数十次,醒后周身疲乏,或如常人,舌质淡,苔白腻,脉多沉细或沉迟。

分析:此为癫痫发作不典型者或癫痫小发作。饮食劳倦,脾胃受损,精微不布,湿浊内聚成痰;或久病不愈,气血亏虚,脏腑失调,痰湿内结,上蒙清窍,而致痫病诸证,痰湿尚未化热,故无热象;瘛疭频发,耗伤气血,故醒后周身疲乏;舌脉俱为痰湿之象。

(二)休止期

1.痰火扰神

证候:急躁易怒,心烦失眠,气高息粗,痰鸣漉漉,口苦咽干,便秘溲黄,病发后,病情加重,甚则彻夜难眠,目赤,舌红,苔黄腻,脉多沉弦滑而数。

分析:过食醇酒厚味,聚湿成痰,痰浊郁久化热或肝郁化火,炼液为痰,痰火上扰清窍心神,故见急躁易怒,心烦失眠,气高息粗,痰鸣漉漉,口苦,甚则彻夜难眠,目赤;痰热伤津则咽干,便秘溲黄;舌脉俱为痰热之象。

2.风痰闭阻

证候:发病前后多有眩晕、胸闷乏力等先兆症状,发作时猝然仆倒,昏不识人,喉中痰鸣,口吐白沫,手足抽搐,舌质红,苔白腻,脉多弦滑有力。

分析:痰浊上扰,清阳不展,则发作前后常有眩晕、胸闷乏力等症;肝风内动,肝气不畅,则情志不舒;风痰上涌,则痰多;苔白腻,脉滑,均为肝风挟痰浊之象。

3.心脾两虚

证候:反复发痫不愈,神疲乏力,面色无华,身体消瘦,纳呆便溏,舌质淡,苔白腻,脉沉弱。

分析:反复发痫不愈,耗伤气血,不能濡养全身,上充于面,故神疲乏力,面色无华,身体消瘦;后天之本不运,则纳呆便溏;舌脉均为气血耗伤,痰浊留滞之象。

4.肝肾阴虚

证候:痫证频作,神思恍惚,面色晦暗,头晕目眩,两目干涩,耳轮焦枯不泽,健忘失眠,腰膝酸软,大便干燥,舌红苔薄黄,脉沉细而数。

分析:先天不足,或突受惊恐,造成气机逆乱,进而损伤肝肾,或痫证频发而耗伤肝肾,致使阴不敛阳,虚风内动,故痫证频作;肝肾精血不能上充,而脑为髓之海,肝开窍于目,肾开窍于耳,故神思恍惚,面色晦暗,头晕目眩,两目干涩,耳轮焦枯不泽,健忘失眠;肾虚则腰膝酸软;精血不足则阴液亏虚,肠道失濡,故见大便干燥;舌脉均为阴虚有热之象。

5.瘀阻清窍

证候:平素头晕头痛,常伴单侧肢体抽搐,或一侧面部抽动,颜面口角青紫,舌质暗红或有瘀斑,舌苔薄白,脉涩或弦。多继发于颅脑外伤、产伤、颅内感染性疾患或先天脑发育不全。

分析:瘀血阻窍或颅脑外伤等致平素头痛头晕,脑络闭塞,脑神失养,气血失调而肝风内动,痰随风动,常伴单侧肢体抽搐;风痰闭阻,心神被蒙,痰蒙清窍故而发病,舌苔脉象均为瘀血阻络之象。

五、治疗

本病治疗宜分标本虚实。频繁发作,以治标为主,着重清肝泻火,豁痰熄风,开窍定痫;平时则补虚以治其本,宜益气养血,健脾化痰,滋补肝肾,宁心安神。

(一)中药治疗

1.发作期

(1)阳痫。

治法:开窍醒神,清热涤痰熄风。

处方:黄连解毒汤或以此方送服定痫丸。

方中以黄芩、黄连、黄柏、栀子苦寒直折,清泻上、中、下三焦之火。定痫丸源于《医学心悟》,有豁痰开窍,熄风止痉之功。方中贝母、胆南星苦凉性降,用以清化热痰,其中贝母甘润,使苦躁而不伤阴;半夏燥湿化痰;天麻熄风化痰。可加全蝎、僵蚕以助天麻熄风止痉之功;朱砂、琥珀镇静安神;石菖蒲、远志宁心开窍。

(2)阴痫。

治法:开窍醒神,温化痰涎。

处方:五生饮加减。

方以生南星、生半夏、生白附子辛温燥湿祛痰;半夏降逆散结;川乌大辛大热,散寒除滞;黑豆补肾利湿。可加二陈汤以健脾除痰。

兼气虚者,加党参、黄芪、白术以补气;血虚者,加当归、丹参、夜交藤养血而不滋腻。

2.休止期

(1)痰火扰神。

治法:清肝泻火,化痰开窍。

处方:当归龙荟丸加减。

方中以龙胆草、青黛、芦荟直入肝经而泻肝火;大黄、黄连、黄芩、黄柏、栀子苦寒而通泻上、中、下三焦之火,其中尤以大黄推陈致新,降逆而不留邪,涤痰散结;配木香、麝香辛香走窜,通窍而调气,使清热之力益彰,又恐苦寒之药太过,以当归和血养肝。诸药相合,使痰火得泻,气血宣通,阴阳调顺,神安志宁而病向愈。可加茯苓、姜半夏、橘红,健脾益气化痰,以宏药力。

若大便秘结较重者,可加生大黄;若痰黏者可加竹沥水。

(2)风痰闭阻。

治法:平肝熄风,豁痰开窍。

处方:定痫丸。

方中天麻、全蝎、僵蚕平肝熄风止痉;川贝母、胆南星、姜半夏、竹沥、石菖蒲涤痰开窍而降逆;琥珀、茯神、远志、辰砂镇心安神定痫;茯苓、陈皮健脾益气化痰;丹参理血化瘀通络。

若痰黏不利者,加瓜蒌;痰涎清稀者加干姜、细辛;若纳呆者可加白术、茯苓。

(3)心脾两虚。

治法:补益气血,健脾宁心。

处方:六君子汤合温胆汤加减。

方中以四君子汤健脾益气;陈皮、半夏、竹茹化除留滞之痰;枳实行气散结;姜枣养胃而调诸药。可加远志、枣仁、夜交藤以宁心安神。

若食欲不振加神曲、山楂、莱菔子行气消食导滞。若体虚不盛,可酌加僵蚕、蜈蚣熄风化痰,通络止痉;便溏者加焦米仁、炒扁豆、炮姜等健脾止泻。

(4)肝肾阴虚。

治法:滋养肝肾,平肝熄风。

处方:大补元煎加减。

方中以人参、炙甘草、熟地黄、枸杞子、山药、当归、山茱萸、杜仲益气养血,滋养肝肾;可加鹿角胶、龟板胶养阴益髓;牡蛎、鳖甲滋阴潜阳。

若心中烦热者,可加竹叶、灯心草;大便秘结甚者,可加火麻仁、肉苁蓉。

(5)瘀阻清窍。

治法:活血祛瘀,洗风通络。

处方:通窍活血汤加减。

方中赤芍、川芎、桃仁、红花活血祛瘀;麝香、老葱,通阳开窍,活血通络;地龙、僵蚕、全蝎熄风定痫。

若兼痰热,可加竹沥、胆南星;兼肝火上扰,加菊花、石决明;兼阴虚,加麦冬、鳖甲;兼心肾亏虚,加党参、枸杞子、熟地黄。

(二)针灸治疗

1.发作期

(1)基本处方:水沟、后溪、合谷、太冲、腰奇。

水沟属督脉,后溪通督脉,二穴合用,通督调神;合谷配太冲,合称"四关",可开关启闭;腰奇是治疗癫痫的经外奇穴。

(2)加减运用:主要有以下几种。

阳痫:加十宣或十二井穴(选3～5穴)点刺出血,以清热泻火、开关启闭。余穴针用泻法。

阴痫:加足三里、关元、三阴交以益气养血、温化痰饮,针用补法。余穴针用平补平泻法。

病在夜间发作:加照海以调阴跷。诸穴针用平补平泻法。

病在白昼发作:加申脉以调阳跷。诸穴针用平补平泻法。

2.休止期

(1)基本处方:百会、大椎、风池、腰奇。

百会、大椎同经相配,通督调神;风池位于头部,为脑之分野,足少阳经别贯心,经脉交会至百会,可疏调心脑神机;腰奇是治疗癫痫的经外奇穴。

(2)加减运用:主要有以下几类。

痰火扰神证:加行间、内关、合谷、丰隆以豁痰开窍、清热泻火,针用泻法。余穴针用平补平泻法。

风痰闭阻证:加本神、太冲、丰隆以平肝熄风、豁痰开窍。诸穴针用泻法。

心脾两虚证:加心俞、脾俞以补益心脾、益气养血。诸穴针用补法。

肝肾阴虚证:加肝俞、肾俞、太溪以补益肝肾、潜阳安神,针用补法。余穴针用平补平泻法。

瘀阻清窍证:加太阳、膈俞以活血化瘀,太阳刺络出血。余穴针用泻法。

(3)其他:有以下两类疗法。

耳针疗法:取脑、神门、心、枕、脑点,每次选2~3穴,毫针强刺激,留针30分钟,间歇捻针,隔天1次。或埋揿针,3~4日换1次。

穴位注射疗法:取足三里、内关、大椎、风池,每次选用2~3穴,用维生素B_1注射液,每穴注射0.5 mL。

第五节 癔 症

癔症是指一种以分离症状(包括漫游、遗忘、假性痴呆和多重人格)和转换症状(主要指运动障碍和感觉障碍)为主的精神障碍,这些症状没有可证实的器质性病变基础。其障碍有癔症性人格基础,起病常受心理社会(环境)因素影响,除癔症性精神病或癔症性意识障碍有自知力障碍外,自知力基本完整,病程多反复迁延。常见于青春期和更年期,女性较多,首次发病者常有精神创伤。

其临床表现多样,既有运动、感觉障碍等类似于神经系统疾病的症状,又有与各种内脏病变类似的各科疾病的症状,也可有短期发作的精神症状(分离症状)。发作前多有先兆感,继现类癫痫样发作,症见患者突然肢体抽搐,或停滞卧倒,或胡言乱语,哭笑无常,或表现为功能障碍(肢节瘫痪、失明、失语、失听)。神志不完全消失,瞳孔对光反射存在。但神经系统检查无器质性病变。

本病属中医学"脏躁""肝郁"等范畴,认为其病因多与肝气郁结有关,日久肝郁抑脾,耗伤心气,营血暗耗,心失所养,神失所藏,或思虑伤脾,脾失健运,痰湿内生,流注经络而发病。

一、诊断依据

(1)有心理-社会因素作为诱因,并至少有下列1项综合征:①癔症性遗忘;

②癔症性漫游;③癔症性多重人格;④癔症性精神病;⑤癔症性运动和感觉障碍;⑥其他癔症形式。

(2)没有可解释上述症状的躯体疾病。

二、治疗处方

(1)治法:开窍,解郁,和肝。针用泻法。

(2)主穴:人中、太冲、涌泉。

(3)配穴:哭闹不休取神门、内关;失明刺睛明、鱼腰;失语配廉泉或哑奇;听力障碍配听宫、听会或翳风;肢体瘫痪或感觉异常可按患部循经取穴,或用梅花针叩刺患部。

三、按语

刺人中能醒脑;补涌泉、泻太冲有调和肝肾的作用;取内关、神门可清心安神;刺睛明、鱼腰,能调眼之经气;刺廉泉、哑奇,能通咽部经气而治失语;取听会、听宫、翳风,能调和耳部经气而复听。

四、注意事项

(1)治疗期间,医者应尽量取得患者信任,治疗时要注意环境的安静,同时结合患者症状特点,进行一定的心理辅导,增强患者康复信心,采取合作态度,尽量做到首次见效,否则会影响到日后治疗效果。

(2)癔症是一类易复发的疾病,及时消除病因,使患者对自身疾病性质有正确的了解,正视自身存在的性格缺陷,改善人际关系,对于预防疾病复发有一定帮助。如果患者长期住院治疗或在家休养,家属对患者的非适应性行为经常给予迁就或不适当强化,均不利于患者康复。

第四章

肺 系 病 证

第一节 肺　痿

　　肺痿是指肺叶痿弱不用，临床以咳吐浊唾涎沫为主症，为肺脏的慢性虚损性疾患。《金匮要略心典·肺痿肺痈咳嗽上气病》中说："痿者萎也，如草木之萎而不荣。"用形象比喻的方法以释其义。

一、源流

　　肺痿之病名，最早记载于仲景的《金匮要略》。该书将肺痿列为专篇，对肺痿的主症特点、病因、病机、辨证均作了较为系统的介绍。如《金匮要略·肺痿肺痈咳嗽上气病脉证并治》说："寸口脉数，其人咳，口中反有浊唾涎沫者何？师曰：为肺痿之病"。"肺痿吐涎沫而不咳者，其人不渴，必遗尿，小便数，所以然者，以上虚不制下故也"。隋·巢元方在《金匮要略》的基础上，对本病的成因、转归等作了进一步探讨。其在《诸病源候论·肺痿候》论及肺痿曰："肺主气，为五脏上盖，气主皮毛，故易伤于风邪，风邪伤于脏腑，而气血虚弱，又因劳役大汗之后，或经大下而亡津液，津液竭绝，肺气壅塞，不能宣通诸脏之气，因成肺痿也。"明确认为是外邪犯肺，或劳役过度，或大汗之后，津液亏耗，肺气受损，壅塞而成。并指出其预后、转归与咳吐涎沫之爽或不爽、小便之利或不利、咽燥之欲饮或不欲饮等都有关联，如"咳唾咽燥欲饮者，必愈；欲咳而不能咳，唾干沫，而小便不利者难治"。唐·孙思邈《千金要方·肺痿门》将肺痿分为热在上焦及肺中虚冷二类，认为"肺痿虽有寒热之分，从无实热之例。"清·李用粹结合丹溪之说，对肺痿的病因病机、证候特点作了简要而系统的归纳。如《证治汇补·胸膈门》说："久嗽肺虚，寒热往来，皮毛枯燥，声音不清，或嗽血线，口中有浊唾涎沫，脉数而虚，为肺痿之病。因津液重亡,火炎金燥,如草木亢旱而枝叶萎落也。"《张氏医通·肺痿》对肺痈和肺痿的鉴别,进行了分析比较,提出"肺痈属在有形之血……肺痿属在无形之气。"

综上所述,历代医家共同认识到肺痿是多种肺系疾病的慢性转归,故常与相关疾病合并叙述,单独立论者较少,并且提示肺痈、肺痨、久嗽、喘哮等伤肺,均有转化成为肺痿的可能。如明·王肯堂将肺痿分别列入咳嗽门和血证门论述,《证治准绳·诸气门》说:"肺痿或咳沫,或咳血,今编咳沫者于此,咳血者入血证门。"《证治准绳·诸血门》还认为"久嗽咳血成肺痿"。戴原礼在《证治要诀·诸嗽门》中提到:"劳嗽有久嗽成劳者,有因病劳久嗽者,其证往来寒热,或独热无寒,咽干嗌痛,精神疲极,所嗽之痰,或脓,或时有血,腥臭异常。"戴氏所指劳嗽之临床表现与肺痿有相似之处。陈实功纱《外科正宗·肺痈论》中说:"久嗽劳伤,咳吐痰血,寒热往来,形体消削,咯吐瘀脓,声哑咽痛,其候转为肺痿。"指出肺痈溃后,热毒不净,伤阴耗气,可以转为肺痿。唐·王焘《外台秘要·咳嗽门》引许仁则论云:"肺气嗽经久将成肺痿,其状不限四时冷热,昼夜咳常不断,唾自如雪,细沫稠粘,喘息上气,乍寒乍热,发作有时,唇口喉舌干焦,亦有时唾血者,渐觉瘦悴,小便赤,颜色青白,毛耸,此亦成蒸。"说明肺痨久嗽,劳热熏肺,肺阴大伤,进一步发展则成肺痿;它如内伤久咳,或经常喘哮发作,伤津耗气,亦可形成肺痿。

在肺痿的治法方面,《金匮要略·肺痿肺痈咳嗽上气病脉证并治》对肺痿的治疗原则也作了初步的探讨,认为应以温法治之。清·李用粹《证治汇补·胸膈门》说:"治宜养血润肺,养气清金。"喻嘉言《医门法律》对本病的理论认识和治疗原则做了进一步的阐述,此后,有的医家主张用他创制的清燥救肺汤治疗虚热肺痿。张璐在其《张氏医通·肺痿》按喻嘉言之论将肺痿的治疗要点概括为:"缓而图之,生胃津,润肺燥,下逆气,开积痰,止浊唾,补真气",旨在"以通肺之小管","以复肺之清肃"。这些证治要点,理义精深,非常切合实用。

在肺痿的选方用药方面,《金匮要略》设甘草干姜汤以温肺中虚冷。唐·孙思邈《千金要方·肺痿门》指出虚寒肺痿可用生姜甘草汤、甘草汤,虚热肺痿可用炙甘草汤、麦门冬汤、白虎加人参汤,对《金匮要略》的治法,有所补充。清·李用粹《证治汇补·胸膈门》主张根据本病的不同阶段分别施治:"初用二地二冬汤以滋阴,后用门冬清肺饮以收功。"沈金鳌《杂病源流犀烛·肺病源流》进一步对肺痿的用药忌宜等作了补充,他说:"其症之发,必寒热往来,自汗,气急,烦闷多唾,或带红线脓血,宜急治之,切忌升散辛燥温热。大约此证总以养肺、养气、养血、清金降火为主。"可谓要言不烦。

二、病因、病机

本病病因可分久病损肺和误治津伤两个方面，而以前者为主。病变机理为肺虚津气失于濡养所致。

（一）久病损肺

如痰热久嗽，热灼阴伤；或肺痨久嗽，虚热内灼，耗伤阴津；肺痈余毒未清，灼伤肺阴；或消渴津液耗伤；或热病之后，邪热伤津，津液大亏，以致热壅上焦，消灼肺津，变生涎沫，肺燥阴竭，肺失濡养，日渐枯萎。若大病久病之后，耗伤阳气；或内伤久咳，冷哮不愈，肺虚久喘等，肺气日耗，渐伤及阳；或虚热肺痿日久，阴伤及阳，亦可致肺虚有寒，气不化津，津液失于温摄，反为涎沫，肺失濡养，肺叶渐痿不用。此即《金匮要略》所谓"肺中冷"之类。

（二）误治津伤

因医者误治，滥用汗、吐、下等治法，重亡津液，肺津大亏，肺失濡养，发为肺痿。如《金匮要略·肺痿肺痈咳嗽上气病脉证并治》说："热在上焦者，因咳为肺痿，肺痿之病……或从汗出，或从呕吐，或从消渴，小便利数，或从便难，又被快药下利，重亡津液，故得之。"

综上所述，本病总由肺虚，津气大伤，失于濡养，以致肺叶枯萎。其病位在肺，但与脾、胃、肾等脏腑密切相关。脾虚气弱，无以生化、布散津液，或胃阴耗伤，胃津不能上输养肺，土不生金，均可致肺燥津枯，肺失濡养；久病及肾，肾气不足，气化失司，气不化津，或因肾阴亏耗，肺失濡养，亦可发为肺痿。

因发病机制的不同，肺痿有虚热、虚寒之分。虚热肺痿，一为本脏自病所转归，一由失治误治，或它脏之病导致。因热在上焦，消亡津液，阴虚生内热，津枯则肺燥，肺燥且热，清肃之令不行，脾胃上输之津液转从热化，煎熬而成涎沫，或因脾阴胃液耗伤，不能上输于肺，肺失濡养，遂致肺叶枯萎。虚寒肺痿为肺气虚冷，不能温化布散脾胃上输之津液，反而聚为涎沫，复因治节无权，上虚不能制下，膀胱失于约束，而小便不禁。《金匮要略心典·肺痿肺痈咳嗽上气病》说："盖肺为娇脏，热则气灼，故不用而痿；冷则气沮，故亦不用而痿也。遗尿，小便数者，肺金不用而气化无权，斯膀胱无制而津液不藏也。"指出肺主气化，为水之上源，若肺气虚冷，不能温化，固摄津液，由气虚导致津亏，肺失濡养，亦可渐致肺叶枯萎不用。

三、诊断

(1)有反复发作的特点。

(2)有肺系内伤久咳病史,如痰热久嗽,或肺痨久咳,或肺痈日久,或冷哮久延等。

(3)临床表现以咳吐浊唾涎沫、胸闷气短为主症。

四、病证鉴别

肺痿为多种慢性肺系疾病转化而来,既应注意肺痿与其他肺系疾病的鉴别,又要了解其相互联系。

(一)肺痈

肺痿以咳吐浊唾涎沫为主症,而肺痈以咳则胸痛,吐痰腥臭,甚则咳吐脓血为主症。虽然多为肺中有热,但肺痈属实,肺痿属虚,肺痈失治久延,可以转为肺痿。

(二)肺痨

肺痨主症为咳嗽,咳血,潮热,盗汗等,与肺痿有别。肺痨后期可以转为肺痿重症。

五、辨证

(一)辨证要点

主要辨虚热虚寒,虚热证易火逆上气,常伴咳逆喘息,虚寒证常见上不制下,小便频数或遗尿。

(二)辨证候

1.虚热证

咳吐浊唾涎沫,其质较黏稠,或咳痰带血,咳声不扬,甚则音哑,气急喘促,口渴咽燥,午后潮热,形体消瘦,皮毛干枯,舌红而干,脉虚数。

病机分析:肺阴亏耗,虚火内炽,肺失肃降,则气逆咳喘。热灼津液成痰,故咯吐浊唾涎沫,其质黏稠。燥热伤津,津液不能濡润上承,故咳声不扬,音哑,咽燥,口渴。阴虚火旺,灼伤肺络,则午后潮热,咯痰带血。阴津枯竭,内不能洒陈脏腑,外不能充身泽毛,故形体消瘦,皮毛干枯。舌红而干,脉虚数,乃是阴枯热灼之象。

2.虚寒证

咯吐涎沫,其质清稀量多,不渴,短气不足以息,头眩,神疲乏力,食少,形寒,小便数,或遗尿,舌质淡,脉虚弱。

病机分析:肺气虚寒,气不化津,津反为涎,故咯吐多量清稀涎沫。阴津未伤故不渴。肺虚不能主气,则短气不足以息。脾肺气虚则神疲食少。清阳不升故头眩。阳不卫外则形寒。上虚不能制下,膀胱失约,故小便频数或遗尿。舌质淡,脉虚弱,皆属气虚有寒之征。

3.寒热夹杂证

虚热及虚寒证状可以同时出现,或虚热证状较多,或虚寒证状较多,如咳唾脓血,咽干口燥,同时又有下利肢凉,形寒气短等,即是上热下寒之证。其他情况亦可出现,可根据临床证候分析之。

六、治疗

(一)治疗要点

治疗总以补肺生津为原则。虚热证,治当生津清热,以润其枯;虚寒证,治当温肺益气,而摄涎沫。寒热夹杂证,治当寒热平调、温清并用。

临床以虚热证为多见,但久延伤气,亦可转为虚寒证。治应时刻注意保护津液,重视调理脾肾。脾胃为后天之本,肺金之母,培土有助于生金;肾为气之根,司摄纳,温肾可以助肺纳气,补上制下。不可妄投燥热之药,以免助火伤津,亦忌苦寒滋腻之品碍胃,切勿使用峻剂驱逐痰涎,犯虚虚之戒。

(二)分证论治

1.虚热证

治法:滋阴清热,润肺生津。

方药:麦门冬汤合清燥救肺汤加减。前方润肺生津,降逆下气,用于咳嗽气逆,咽喉干燥不利,咯痰黏浊不爽。后方养阴润燥,清金降火,用于阴虚燥火内盛,干咳痰少,咽痒气逆。

药用麦门冬滋阴润燥;太子参益气生津;甘草、大枣、粳米甘缓补中;伍入半夏下气降逆,止咳化痰,以辛燥之品,反佐润燥之功;桑叶、石膏清泄肺经燥热;阿胶、麦冬、胡麻仁以滋肺养阴;杏仁、枇杷叶可化痰止咳。

如火盛,出现虚烦、咳呛、呕逆者,则去大枣,加竹茹、竹叶清热和胃降逆。如咳吐浊粘痰,口干欲饮,则可加天花粉、知母、川贝母清热化痰。津伤甚者加沙参、玉竹以养肺津。潮热加银柴胡、地骨皮以清虚热,退蒸。

2.虚寒证

治法:温肺益气。

方药:甘草干姜汤或生姜甘草汤加减。前方甘辛合用,甘以滋液,辛以散寒。后方则以补脾助肺,益气生津为主。

药用甘草入脾益肺,取甘守津回之意;干姜温肺脾,使气能化津,水谷归于正化,则吐沫自止。肺寒不著者亦可改用生姜以辛散宣通,并取人参、大枣甘温补脾,益气生津。

另可加白术、茯苓增强健脾之功;尿频、涎沫多者加煨益智;喘息、短气可配钟乳石、五味子,另吞蛤蚧粉。

3.寒热夹杂证

治法:寒热平调,温清并用。

方药:麻黄升麻汤加减。本方温肺散寒与清热润肺并用,适合于寒热夹杂,肺失润降之咽喉不利,咳唾脓血等症。

药用麻黄、升麻以发浮热;用当归、桂枝、生姜以散其寒;用知母、黄芩寒凉清其上热;用茯苓、白术以补脾;用白芍以敛逆气;用葳蕤、麦冬、石膏、甘草以润肺除热。

七、单方验方

(1)紫河车1具,研末,每天1次,每服3g,适用于虚寒肺痿。

(2)熟附块、仙灵脾、黄芪、白术、党参各9g,补骨脂12g,茯苓、陈皮、半夏各6g,炙甘草4.5g,用于虚寒肺痿。

(3)山药30g,太子参15g,玉竹15g,桔梗9g,用于肺痿气虚津伤者。

(4)百合30g煮粥,每天1次,适用于虚热肺痿。

(5)银耳15g,冰糖10g,同煮内服,适用于虚热肺痿。

(6)冬虫夏草10~15g,百合15g,鲜胎盘半个,鲜藕50g,隔水炖服,隔天1次,连服10~15次为一疗程。

(7)新鲜萝卜500g,白糖适量。将萝卜洗净切碎,用洁净纱布绞取汁液,加白糖调服。每天1次,常服。

(8)夏枯草15~25g,麦冬15g,白糖50g。先将夏枯草、麦冬用水煎10~15分钟,再加白糖煮片刻,代茶饮,每天1剂,常服。用于虚热肺痿。

八、中成药

(一)六味地黄丸

1.功能与主治

滋阴补肾。用于虚热肺痿。

2.用法与用量

口服,一次 8 粒,一日 3 次。

(二)金匮肾气丸

1.功能与主治

温补肾阳。用于虚寒肺痿。

2.用法与用量

口服,一次 8 粒,一日 3 次。

(三)补中益气口服液

1.功能与主治

补中益气,升阳举陷。用于肺痿脾胃气虚,见发热、自汗、倦怠等症者。

2.用法与用量

口服,一次 1 支,一日 3 次。

(四)参苓白术散

1.功能与主治

益气健脾,和胃渗湿。用于肺痿脾胃虚弱,见食少便溏,或吐或泻,胸脘胀闷,四肢乏力等症者。

2.用法与用量

口服,一次 5 g,一日 3 次。

(五)琼玉膏

1.功能与主治

滋阴润肺,降气安神。用于虚热肺痿。

2.用法与用量

口服,一次 1 勺,一日 2 次。

九、其他疗法

艾条点燃,对准足三里穴,并保持一定距离,使局部有温热感、皮肤微红为度。艾灸时间一般为 10～15 分钟,每天 1 次。用于虚寒肺痿。

第二节　肺　胀

肺胀是指以胸部膨满,憋闷如塞,喘息气促,咳嗽痰多,烦躁,心慌等为主要临床表现的一种病证。日久可见面色晦暗,唇甲发绀,脘腹胀满,肢体水肿。其病程缠绵,时轻时重,经久难愈,重者可出现神昏、出血、喘脱等危重证候。多种慢性肺系疾患反复发作,迁延不愈,导致肺气胀满,不能敛降。

现代医学的慢性阻塞性肺部疾患,常见如慢性支气管炎、支气管哮喘、支气管扩张、重度陈旧性肺结核等合并肺气肿以及慢性肺源性心脏病、肺源性脑病等,出现肺胀的临床表现时,可参考本节进行辨证论治。

一、病因、病机

本病的发生,多因久病肺虚,痰浊潴留,而至肺失敛降,肺气胀满,又因复感外邪诱使病情发作或加剧。

(一)久病肺虚

因内伤久咳、久哮、久喘、支饮、肺痨等慢性肺系疾患,迁延失治,以致痰浊潴留,壅阻肺气,气之出纳失常,还于肺间,日久导致肺虚,肺体胀满,张缩无力,不能敛降而成肺胀。

(二)感受外邪

久病肺虚,卫外不固,腠理疏松,六淫之邪每易反复乘袭,诱使本病发作,病情日益加重。

肺胀病变首先在肺,继则影响脾、肾,后期病及于心。外邪从口鼻、皮毛入侵,每多首先犯肺,导致肺气上逆而为咳,升降失常而为喘,久则肺虚,主气功能失常。若子耗母气,肺病及脾,脾失健运,则可导致肺脾两虚。母病及子,肺虚及肾,肺不主气,肾不纳气,则气喘日益加重,呼吸短促难续,尤以吸气困难,动则更甚。且肾主水,肾衰则不能化气行水,水邪泛溢肌表则肿,上凌心肺则喘咳心悸。肺与心脉相通,肺虚不能调节心血的运行,气病及血,则血瘀肺脉,肺病及心,临床可见心悸、发绀、水肿、舌质暗紫等症。心阳根于命门真火,肾阳不振,进一步导致心肾阳衰,可出现喘脱危候。

肺胀的病理因素主要为痰浊、水饮与血瘀。痰的产生,病初由肺气郁滞,脾失健运,津液不归正化而成;渐因肺虚不能化津,脾虚不能转输,肾虚不能蒸化,痰浊潴留益甚,喘咳持续难已。3种病理因素之间又可互相影响和转化,如痰从寒化则成饮;饮溢肌肤则为水;痰浊久留,肺气郁滞,心脉失畅则血滞为瘀;瘀阻血脉,"血不利则为水"。一般早期以痰浊为主,渐而痰瘀并见,终至痰浊、血瘀、水饮错杂为患。

肺胀的病性多属本虚标实,但有偏实、偏虚的不同,且多以标实为急。外感诱发时偏于邪实,平时偏于本虚。早期多属气虚、气阴两虚,病位以肺、脾、肾为主。晚期气虚及阳,或阴阳两虚,纯属阴虚者少见,病位以肺、肾、心为主。正虚与邪实多互为因果,阳虚致卫外不固,易感外邪,痰饮难蠲;阴虚致外邪、痰浊易从热化,故虚实诸候常夹杂出现,每致愈发愈频,甚则持续不已。

二、辨证论治

(一)辨证要点

1.症状

以咳逆上气,痰多,喘息,胸部膨满,憋闷如塞,动则加剧,甚则鼻煽气促,张口抬肩,目胀如脱,烦躁不安等为主症。日久可见面色晦暗,面唇发绀,脘腹胀满、肢体水肿,甚或出现喘脱等危重证候。病重可并发神昏、动风或出血等症。有长期慢性咳喘病史,常因外感而诱发,病程缠绵,时轻时重;发病者多为老年,中青年少见。

2.检查

体检可见桶状胸,胸部叩诊呈过清音,心肺听诊肺部有干湿性啰音,且心音遥远。X线检查见胸廓扩张,肋间隙增宽,膈降低且变平,两肺野透亮度增加,肺血管纹理增粗、紊乱,右下肺动脉干扩张,右心室增大。心电图检查显示右心室肥大,出现肺型P波等。血气分析检查可见低氧血症或合并高碳酸血症,PaO_2降低,$PaCO_2$升高。血液检查红细胞和血红蛋白可升高。

(二)类症鉴别

肺胀与哮病、喘证均以咳而上气,喘满为主症,其区别如下。

1.哮证

哮证是一种反复发作性的痰鸣气喘疾患,以喉中哮鸣有声为特征,常突然发病,迅速缓解,久病可致肺胀,而肺胀以喘咳上气、胸膺膨满为主要表现,为多种慢性肺系疾病日久积渐而成。

2.喘证

喘证以呼吸困难,甚至张口抬肩,不能平卧为主要表现,可见于多种急慢性疾病的过程中。而肺胀是由多种慢性肺系疾病迁延不愈发展而来,喘咳上气,仅是肺胀的一个症状。

(三)分证论治

肺胀为多种肺病迁延不愈,反复发作而致,总属标实本虚,感邪发作时偏于标实,缓解时偏于本虚。偏实者须分清痰浊、水饮、血瘀。早期以痰浊为主,渐而痰瘀并重。后期痰瘀壅盛,正气虚衰,本虚与标实并重。偏虚者当区别气(阳)虚、阴虚。早期以气虚或气阴两虚为主,病位在肺、脾、肾。后期气虚及阳,甚则阴阳两虚,病变部位在肺、肾、心。

本病的治疗当根据标本虚实不同,有侧重地选用扶正与祛邪的不同治则。标实者。根据病邪的性质,分别采取祛邪宣肺,降气化痰,温阳利水,活血祛瘀,甚或开窍、熄风、止血等法。本虚者,当以补养心肺,益肾健脾为主,或气阴兼调,或阴阳双补。正气欲脱时则应扶正固脱,救阴回阳。

1.痰浊壅肺

证候:胸膺满闷,短气喘息,稍劳即重,咳嗽痰多,色白黏腻或呈泡沫,晨风自汗,脘痞纳少,倦怠无力,舌暗,苔薄腻或浊腻,脉稍滑。

分析:肺虚脾弱,痰浊内生,上逆于肺,肺失宣降,则胸膺满闷,咳嗽、痰多色白黏腻;痰从寒化饮,则痰呈泡沫状;肺气虚弱,复加气因痰阻,放短气喘息,稍劳即重;肺虚卫表不固,则畏风、自汗;肺病及脾,脾虚健运失常,故见脘痞纳少,倦怠无力;舌质暗,苔薄腻或浊腻,脉滑为痰浊壅肺之征。

治法:化痰降气,健脾益肺。

方药:苏子降气汤合三子养亲汤。二方均能降气化痰平喘,但苏子降气汤偏温,以上盛下虚,寒痰喘咳为宜;三子养亲汤偏降,以痰浊壅盛,肺实喘满,痰多黏腻为宜。其中,苏子、前胡、白芥子化痰降逆平喘;半夏、厚朴、陈皮燥湿化痰,行气降逆;白术、茯苓、甘草运脾和中。

加减:若痰多,胸满不能平卧,加葶苈子、莱菔子泻肺祛痰平喘;症见短气乏力,易出汗,痰量不多者为肺脾气虚,酌加党参、黄芪、防风健脾益气,补肺固表;若因外感风寒诱发,痰从寒化为饮,喘咳,痰多黏白泡沫,见表寒里饮证者,宗小青龙汤意加麻黄、桂枝、细辛、干姜散寒化饮;饮郁化热,烦躁而喘,脉浮用小青龙加石膏汤兼清郁热。

2.痰热郁肺

证候:咳逆,喘息气粗,胸部膨满,烦躁不安,痰黄或白,黏稠难咯,或伴身热微恶寒,微汗,口渴,溲黄便干,舌边尖红,苔黄或黄腻,脉滑数。

分析:痰浊内蕴,感受风热或郁久化热,痰热壅肺,故痰黄、黏白难咯;肺热内郁,清肃失司,肺气上逆,则喘咳气逆息粗,胸满;热扰于心,则烦躁;风热犯肺则发热微恶寒,微汗;痰热伤津,则口渴,溲黄,便干;舌红,苔黄或黄腻,脉数或滑数均为痰热内郁之象。

治法:清肺化痰,降逆平喘。

方药:越婢加半夏汤或桑白皮汤。越婢加半夏汤宣泻肺热,用于饮热郁肺,外有表邪,喘咳上气,目如脱状,身热,脉浮大者;桑白皮汤清肺化痰,用于痰热壅肺,喘急胸满,咳吐黄痰或黏白稠厚者。

加减:若痰热内盛,痰黄胶黏,不易咯出者,加瓜蒌皮、鱼腥草、海蛤粉、象贝母、桑白皮等清热化痰利肺;痰鸣喘息,不得平卧者,加射干、葶苈子泻肺平喘;便秘腹满者,加大黄、芒硝,通腑泻热以降肺平喘;痰热伤津,口舌干燥,加天花粉、知母、芦根以生津润燥;阴伤而痰量已少者,酌减苦寒之品,加沙参、麦门冬等养阴。

3.痰蒙神窍

证候:神志恍惚,表情淡漠,谵妄烦躁,撮空理线,嗜睡神昏,或肢体𥊍动,抽搐,咳逆喘促,咯痰不爽,舌质暗红或淡紫,苔白腻或淡黄腻,脉细滑数。

分析:痰迷心窍,蒙蔽神机,故见神志恍惚,表情淡漠,谵妄烦躁,撮空理线,嗜睡神昏;肝风内动,则肢体𥊍动抽搐;痰浊阻肺,肺虚痰蕴,故咳逆喘促而咯痰不爽;舌质暗红或淡紫,乃心血瘀阻之征;苔白腻或淡黄腻,脉细滑数皆为痰浊内蕴之象。

治法:涤痰开窍,熄风醒神。

方药:涤痰汤。本方可涤痰开窍,熄风止痉。方中用二陈汤理气化痰;用胆南星清热涤痰,熄风开窍;竹茹、枳实清热化痰利膈;菖蒲开窍化痰;人参扶正防脱。

加减:若痰热较盛,烦躁身热,神昏谵语,舌红苔黄者,加黄芩、葶苈子、天竺黄、竹沥以清热化痰;肝风内动,抽搐加钩藤、全蝎、另服羚羊角粉以凉肝熄风;瘀血明显,唇甲青紫加桃仁、红花、丹参活血通脉;如热伤血络,见紫斑、咯血、便血色鲜者,配清热凉血止血药,如水牛角、自茅根、生地、丹皮、紫珠草、地榆等。另外,可选用安宫牛黄丸清心豁痰开窍,每次1丸,日服2次。

4.阳虚水泛

证候:心悸,喘咳,咯痰清稀,面浮肢肿,甚则一身悉肿,腹部胀满有水,脘痞纳差,尿少,畏寒,面唇青紫,舌胖质黯,苔白滑,脉沉细。

分析：久病喘咳，肺脾肾亏虚，肾阳虚不能温化水液，水邪泛滥，则面浮肢肿，甚则一身悉肿，腹部胀满有水；水液不归州都之官，则尿少；水饮上凌心肺，故心悸，喘咳，咯痰清稀；脾阳虚衰，健运失职则脘痞纳差；脾肾阳虚，不能温煦则畏寒；阳虚血瘀，则面唇青紫；舌胖质黯，苔白滑，脉沉细为阳虚水泛之征。

治法：温肾健脾，化饮利水。

方药：真武汤合五苓散。真武汤温阳利水，五苓散健脾渗湿利水使水湿由小便而解，两方配伍，可奏温肾健脾，利尿消肿之功。方中用附子、桂枝温肾通阳；茯苓、白术、猪苓、泽泻、生姜健脾利水；赤芍活血化瘀。

加减：若水肿势剧，上凌心肺，见心悸喘满，倚息不得卧者，加沉香、黑白丑、川椒目、葶苈子行气逐水；血瘀甚，发绀明显者，加泽兰、红花、丹参、益母草、北五加皮化瘀行水。

5.肺肾气虚

证候：呼吸浅短难续，声低气怯，甚则张口抬肩，倚息不能平卧，咳嗽，痰白如沫，咯吐不利，心慌胸闷，形寒汗出，面色晦暗，舌淡或黯紫，脉沉细数无力，或结代。

分析：久病咳喘，肺肾两虚，故呼吸浅短难续，声低气怯，甚则张口抬肩，倚息不能平卧；寒饮伏肺，肾虚水泛，则咳嗽痰白如沫，咯吐不利；肺病及心，心气虚弱，故心慌胸闷；阳气虚，则形寒；腠理不固，则汗出；气虚血行瘀滞，则面色晦暗，舌淡或黯紫，脉沉细数无力，或有结代。

治法：补肺纳肾，降气平喘。

方药：平喘固本汤合补虚汤。平喘固本汤补肺纳肾，降气化痰，补虚汤重在补肺益气。方中用党参、人参、黄芪、炙甘草补肺；冬虫夏草、熟地、胡桃肉、坎脐益肾；五味子敛肺气；灵磁石、沉香纳气归元；紫菀、款冬、苏子、法半夏、橘红化痰降气。

加减：若肺虚有寒，怕冷，舌质淡，加肉桂、干姜、钟乳石温肺散寒；气虚瘀阻，颈脉动甚，面唇发绀明显者，加当归、丹参、苏木活血化瘀通脉；若肺气虚兼阴伤，低热，舌红苔少者，可加麦冬、玉竹、生地、知母等养阴清热。如见面色苍白，冷汗淋漓，四肢厥冷，血压下降，脉微欲绝等喘脱危象者，急用参附汤送服蛤蚧粉或黑锡丹补气纳肾，回阳固脱。病情稳定阶段，可常服皱肺丸。

另外，可选用验方：紫河车1具，焙干研末，装入胶囊，每服3g，适于肺胀之肾虚者。百合、枸杞子各250g，研细末，白蜜为丸，每服10g，日3次，适于肺肾阴虚的肺胀。

三、针灸治疗

(一)基本处方

肺俞、太渊、膻中。

肺俞、太渊为俞原配穴法,宣通肺气,止咳平喘;气会膻中,调气降逆。

(二)加减运用

1.痰浊壅肺证

加中脘、足三里、丰隆以健脾和中、运化痰湿。诸穴针用平补平泻法。

2.痰热郁肺证

加大椎、曲池、丰隆以清化痰热,大椎、曲池针用泻法。余穴针用平补平泻法。

3.痰蒙神窍证

加水沟、心俞、内关以涤痰开窍、熄风醒神,针用泻法。余穴用平补平泻法。

4.阳虚水泛证

加肾俞、关元、阴陵泉以振奋元阳、化饮利水。诸穴针用补法,或加灸法。

5.肺肾气虚证

加肾俞、太溪、气海、足三里以滋肾益肺。诸穴针用补法,或加灸法。

(三)其他

1.耳针疗法

取交感、平喘、肺、心、肾上腺、胸,每次取 2～3 穴,毫针刺法,中等刺激,每次留针 15～30 分钟,每天或隔天 1 次,10 次为 1 个疗程。

2.保健灸法

经常艾灸足三里、关元、肺俞、脾俞、肾俞等穴,可增强抗病能力。

第三节 肺 痈

肺痈是指由于热毒血瘀,壅滞于肺,以致肺叶生疮,形成脓疡的一种病证。临床表现以咳嗽,胸痛,发热,咯吐腥臭浊痰,甚则脓血相兼为主要特征。

一、病因、病机

本病主要是风热火毒,壅滞于肺,热盛血瘀,蕴酿成痈,血败肉腐化脓,肺络损伤而致本病。病位在肺,病理性质属实属热。热壅血瘀是成痈化脓的病理基础。

(一)感受外邪

多为风热毒邪,经口鼻或皮毛侵袭肺脏;或因风寒袭肺,未得及时表散,内蕴不解,郁而化热,邪热薰肺,肺失清肃,肺络阻滞,以致热壅血瘀,蕴毒化脓而成痈。

(二)痰热内盛

平素嗜酒太过,或嗜食辛辣煎炸厚味,蕴湿蒸痰化热,熏灼于肺,或原有其他宿疾,肺经及他脏痰浊瘀热,蕴结日久,熏蒸于肺,以致热盛血瘀,蕴酿成痈。

二、辨证论治

(一)辨证要点

辨病程阶段,初期辨证总属实证,热证。一般按病程的先后划分为初期、成痈期、溃脓期、恢复期4个阶段。初期痰白或黄,量少,质粘,无特殊气味;成痈期痰呈黄绿色,量多、质黏稠有腥臭;溃脓期为脓血痰,其量较多,质如米粥,气味腥臭异常;恢复期痰色较黄,量减少,其质清稀,臭味渐轻。

(二)类证鉴别

风温:风温起病多表现为发热、恶寒、咳嗽、气急、胸痛等,但肺痈之寒战、高热、胸痛、咯吐浊痰明显,且喉中有腥味,与风温有别。且风温经正确及时治疗,一般邪在气分而解,多在1周内身热下降,病情向愈。如病经1周,身热不退或更盛,或退而复升,咯吐浊痰,喉中腥味明显,应进一步考虑有肺痈之可能。

(三)治疗原则

肺痈属实热证,治疗以祛邪为总则,清热解毒,化瘀排脓是治疗肺痈的基本原则。初期治以清肺散邪;成痈期则清热解毒,化瘀消痈;溃脓期治疗应排脓解毒;恢复期对阴伤气耗者治以养阴益气,如久病邪恋正虚者,当扶正祛邪,补虚养肺。

(四)分证论治

1.初期

(1)证候:恶寒发热,咳嗽,胸痛,咳时尤甚。咯吐白色粘痰,痰量由少渐多,呼吸不利,口干鼻燥。舌质淡红,舌苔薄黄或薄白少津。脉浮数而滑。

(2)治法:疏散风热,清肺散邪。

(3)方药:银翘散加减。

2.成痈期

(1)证候:身热转甚,时时振寒,继则壮热,胸满作痛,转侧不利,咳吐黄稠痰,或黄绿色痰,自觉喉间有腥味。咳嗽气急,口干咽燥,烦躁不安,汗出身热不解。舌质红,舌苔黄腻。脉滑数有力。

(2)治法:清肺解毒,化瘀消痈。

(3)方药:《千金要方》苇茎汤合如金解毒散加减。

3.溃脓期

(1)证候:咳吐大量脓血痰,或如米粥,腥臭异常,有时咯血,胸中烦满而痛,甚则气喘不能卧。身热,面赤,烦渴喜饮。舌质红或绛,苔黄腻,脉滑数。

(2)治法:排脓解毒。

(3)方药:加味桔梗汤加减。

4.恢复期

(1)证候:身热渐退,咳嗽减轻,咯吐脓血渐少,臭味不甚,痰液转为清稀。精神渐振,食欲渐增,或见胸胁隐痛,不耐久卧,气短,自汗,盗汗,低热,午后潮热,心烦,口燥咽干,面色不华,形体消瘦,精神萎靡;或见咳嗽,咯吐脓血痰日久不净,或痰液一度清稀而复转臭浊,病情时轻时重,迁延不愈。舌质红或淡红,苔薄。脉细或细数无力。

(2)治法:养阴益气清肺。

(3)方药:沙参清肺汤或桔梗杏仁煎加减。

第四节 肺 痨

肺痨是由于正气不足,感染痨虫,侵蚀肺脏所致的具有传染性的一种慢性虚弱性疾患,以咳嗽、咯血、潮热、盗汗及身体逐渐消瘦为其主要临床特征。因痨虫蚀肺,劳损在肺,故称肺痨。

肺痨之疾,历代医家命名甚多,概而言之有以其具有传染性而命名的,如“尸注""虫疰""劳疰""传尸""鬼疰"等,《三因极-病证方论》言:"以疰者,注也,病自上注下,与前人相似,故曰疰";有根据症状特点而命名者,如《外台秘要》称"骨蒸",《儒门事亲》谓"劳嗽"等,而《三因极-病证方论》的"痨瘵"称谓则沿用直至晚清,因病损在肺较常见故后世一般多称肺痨。

历代医籍对本病的论述甚详,早在《黄帝内经》,对本病的临床特点即有较具体的记载,如《素问·玉机真脏论》云:"大骨枯槁,大肉陷下,胸中气满,喘息不便,内痛引肩项,身热,脱肉破䐃……肩体内消。"《灵枢·玉版》篇云:"咳,脱形,身热,脉小以疾",均生动地描述了肺痨的主症及其慢性消耗表现,而将其归属于"虚劳"范围。汉代张仲景《金匮要略·血痹虚劳病脉证并治》篇正式将其归属于"虚劳"病中,并指出本病的一些常见并发症,指出"若肠鸣、马刀挟瘿者,皆为劳得之。"华佗《中藏经·传尸》的"传尸者……因病吊丧而得,或朝走暮游而逢……中此病死之全,染而为疾",已认识到本病具有传染的特点,认为因与患者直接接触而得病。唐代王焘《外台秘要·传尸》则进一步说明了本病的危害:"传尸之候……莫问老少男女,皆有斯疾……不解疗者,乃至灭门。"唐宋时期,并确立了本病的病因、病位、病机和治则。如唐代孙思邈《千金要方》认为"劳热生虫在肺",首先提出了病邪为"虫",把"尸注"列入肺脏病篇,明确病位主要在肺。与此同期的王焘《外台秘要》也提出"生肺虫,在肺为病",认识到肺痨是由特殊的"肺虫"引起的。病机症状方面宋代许叔微《普济本事方·诸虫尸鬼注》提出本病"肺虫居肺叶之内,蚀入肺系,故成瘵疾,咯血声嘶"。《三因极-病证方论》《严氏济生方》则都提出了"痨瘵"的病名,明确地将肺痨从一般虚劳和其他疾病中独立出来,更肯定其病因"内非七情所伤,外非四气所袭""多由虫啮"的病机。至元代朱丹溪倡"痨瘵至乎阴虚"之说,突出了病机重点。葛可久《十药神书》收载了治痨十方,为我国现存的第一部治痨专著。明代《医学入门》归纳了肺痨常见的咳嗽、咯血、潮热、盗汗、遗精、腹泻等六大主症,为临床提出了诊断依据。《医学正传》则提出了"杀虫"和"补虚"的两大治疗原则,至此使肺痨的病因、病机、症状、治则、治法、方药已趋于完善。

根据本病临床表现及其传染特点,肺痨与西医学的肺结核基本相同,故凡诊断肺结核者可参照本病辨证论治。

一、病因、病机

肺痨的致病因素,不外内外两端。外因系指传染痨虫,内因则为正气虚弱,两者相互为因,痨虫传染是不可或缺的外因,正虚是发病的基础。痨虫蚀肺后,耗损肺阴,进而演变发展,可致阴虚火旺,或导致气阴两虚,甚则阴损及阳。

(一)感染"痨虫"

痨虫感染是引起本病的主要病因,而传染途径是经口鼻到肺脏,本病具有传染性。当与患者直接接触,问病看护或与患者同室寝眠、朝夕相处,都可致痨虫侵入人体为害。痨虫侵袭肺脏,腐蚀肺叶,肺体受损,耗伤肺阴,肺失滋润,清肃失调而发生肺痨咳嗽;如损伤肺中络脉,血溢脉外则咯血;阴虚火旺,迫津外泄,则潮热、盗汗。《三因极-病证方论·痨瘵诸证》指出:"诸证虽曰不同,其根多有虫。"明确提出痨虫传染是形成本病的唯一因素。

(二)正气虚弱

禀赋不足,或后天嗜欲无度,酒色不节,忧思劳倦,损伤脏腑,或大病久病之后失于调治,如麻疹、外感久咳及产后等,耗伤气血精液,或营养不良,体虚不复,均可致正气亏虚,抗病力弱,使痨虫乘虚袭入,侵蚀肺体而发病。《古今医统·痨瘵》云:"凡人平素保养元气,爱惜精血,瘵不可得而传,惟夫纵欲多淫,苦不自觉,精血内耗,邪气外乘。"并提出"气虚血痿,最不可入痨瘵之门……皆能乘虚而染触"即是此意。

总之,本病病因是感染痨虫为患,而正虚是发病的关键。正气旺盛,虽然感染痨虫但可不一定发病,正气虚弱则感染后易于致病。另一方面感染痨虫后,正气的强弱不仅决定了病情的轻重,又决定病变的转归,这也是有别于其他疾病的特点。

本病的病位在肺。肺主气,司呼吸,受气于天,吸清呼浊。若肺脏本体虚弱,卫外不固,或因其他脏腑病变损伤肺脏,导致肺虚,则"痨虫"极易犯肺,侵蚀肺脏而发病。病机性质以阴虚为主,故临床上多见干咳,咽燥,以及喉痛声嘶等肺系症状。由于脏腑之间有互相资生和制约的关系,肺脏亏虚日久,必然会影响其他脏腑,其中与脾肾关系最为密切,同时也可涉及心肝。脾为肺之母,肺虚耗夺母气以自养,则致脾虚;脾虚不能化水谷为精微而上输以养肺,则肺脏益弱,故易致肺脾同病,土不生金,肺阴虚与脾气虚两候同时出现,症见神疲懒言、四肢乏力、食少便溏、身体消瘦等脾虚症状。肺肾相生,肾为肺之子,肺阴虚肾失滋生之源,或肾阴虚相火灼金,上耗母气,则可致肺肾两虚,相火内炽,常伴见骨蒸、潮热、咯血、男子遗精、女子月经不调等症状。若肺虚不能治肝,肾虚不能养肝,肝火偏旺,上逆侮肺,可见性急善怒,胁肋掣痛,并加重咳嗽、咯血。如肺虚心火乘客,肾虚水不济火,可伴见虚烦不寐、盗汗等症,甚则肺虚不能佐心治节血脉之运行,而致气虚血瘀,出现气短、心慌、唇紫等症。概括而言,初起肺体受损,肺阴耗伤,肺失滋润,病位在肺,继而肺脾同病,导致气阴两伤,或肺肾同病,而致阴虚火旺。后期脾肺肾三脏皆损,阴损及阳,元气耗伤,阴阳两虚。

二、诊断

(1)咳嗽、咯血、潮热、盗汗、身体明显消瘦为典型表现。不典型者诸症可以不必具见,初起仅微有咳嗽、疲乏无力,身体逐渐消瘦,食欲不振,偶或痰中夹有少量血丝等。

(2)常有与肺痨患者的长期接触史。

三、相关检查

(1)肺部病灶部位呼吸音减弱,或闻及支气管呼吸音及湿啰音。

(2)X线胸片、痰涂片或培养结核分枝杆菌、血沉、结核菌素试验等检查有助于诊断。

四、鉴别诊断

(一)虚劳

同属于虚损类疾病的范围,病程较长。肺痨具有传染性,是一个独立的慢性传染性疾患;虚劳是由于脏腑亏损,元气虚弱而致的多种慢性疾病虚损证候的总称,不具传染性。肺痨病位主要在肺,病机主在阴虚,而虚劳五脏并重,以脾肾为主,病机以气血阴阳亏虚为要。肺痨是由正气亏虚,痨虫蚀肺所致,有其发生发展及演变规律,以咳嗽、咯血、潮热、盗汗为特征;而虚劳缘由内伤亏损,为多脏气血阴阳亏虚,临床特征表现多样,病情多重。

(二)肺痿

肺痿是肺部多种慢性疾患后期转归而成,如肺痈、肺痨、久嗽、久喘等导致肺叶痿弱不用,俱可成痿,临床以咳吐浊唾涎沫为主症,不具传染性;而肺痨是以咳嗽、咳血、潮热、盗汗为特征,由传染痨虫所致具有传染性,但少数肺痨后期迁延不复可以转为肺痿。

(三)肺痈

肺痨和肺痈都有咳嗽、发热、汗出。但肺痈是肺叶生疮,形成脓疡,临床以咳嗽、胸痛、咯吐腥臭浊痰,甚则脓血相兼为主要特征的一种疾病,发热较高,为急性病,病程较短,病机是热壅血瘀,属实热证;而肺痨的临床特点是有咳嗽、咳血、潮热、盗汗四大主症,起病缓慢,病程较长,为慢性病,病机是以肺阴亏虚为主,具有传染性。

(四)肺癌

肺癌与肺痨都有咳嗽、咯血、胸痛、发热、消瘦等症状。但肺痨多发于中青年,若发生在 40 岁以上者,往往在青少年时期有肺痨史;而肺癌则好发于 40 岁以上的中老年男性,多有吸烟史,表现为呛咳、顽固性干咳,持续不愈,或反复咯血,或顽固性胸痛、发热,伴进行性消瘦、疲乏等。肺痨经抗痨治疗有效,肺癌经抗痨治疗则病情继续恶化。此外,借助西医诊断方法,有助于两者的鉴别。

五、辨证论治

(一)辨证要点

1.辨病机属性

本病的辨证,须按病机属性,结合脏腑病机进行,故宜区别阴虚、阴虚火旺、气虚的不同,掌握与肺与脾肾的关系。临床一般以肺阴亏虚为主为先,如进一步演变发展,则表现为阴虚火旺,或气阴耗伤,甚或阴阳两虚。病变主脏在肺,以阴虚为主,阴虚火旺者常肺肾两虚,并涉及心肝;气阴耗伤者多肺脾同病;久延病重,由气及阳,阴阳两虚者厉肺脾肾三脏皆损。

2.辨病情轻重

一般初起病情多轻,微有咳嗽,偶或痰中有少量血丝,咽干低热,疲乏无力,逐渐消瘦;继而咳嗽加剧,干咳少痰或痰多,时时咳血,甚则大量咯血,胸闷气促,午后发热,或有形寒,两颧红艳,唇红口干,盗汗失眠,心烦易怒,男子梦遗失精,女子月经不调或停闭,如病重而未能及时治疗,可出现音哑气喘,大便溏泄,肢体水肿,面唇发紫,甚至大骨枯槁,大肉陷下,骨髓内消,肌肤甲错。

3.辨证候顺逆

肺痨顺证表现为虽肺阴亏虚但元气未衰,胃气未伤,饮食如恒,虚能受补,咳嗽日减,脉来有根,无气短不续,无大热或低热转轻,无痰壅咯血,消瘦不著。逆证表现为骨蒸发热,持续不解;胃气大伤,食少纳呆,便溏肢肿;大量咯血,反复发作,短气不续,动则大汗,大肉脱陷,声音低微;虚不受补,脉来浮大无根,或细而数疾。

(二)治疗原则

本病的治疗原则是补虚培元和治痨杀虫,正如《医学正传·劳极》所提出的"一则杀其虫,以绝其根本,一则补其虚,以复其真元"为其两大治则。根据患者体质强弱而分别主次,但尤需重视补虚培元,增强正气,以提高抗痨杀虫的能力。

调补脏腑重点在肺,并应重视脏腑整体关系,同时兼顾补脾益肾。治疗大法应根据"主乎阴虚"的病机特点,以滋阴为主,火旺者兼以降火,如合并气虚、阳虚见证者,又当同时兼以益气或温阳。杀虫主要是针对病因治疗,选用具有抗痨杀虫作用的中草药。

(三)分证论治

1.肺阴亏损

主症:干咳,咳声短促,咳少量黏痰,或痰中有时带血,如丝如点,色鲜红。

兼次症:午后自觉手足心热,皮肤干灼,咽干口燥,或有少量盗汗,胸闷乏力。

舌脉:舌边尖红,苔薄少津;脉细或兼数。

分析:痨虫蚀肺,损伤肺阴,阴虚肺燥,肺失滋润,清肃失调故干咳少痰,咳声短促,胸闷乏力;肺损络伤,故痰中带血如丝如点,色鲜红;阴虚生热,虚热内灼,故手足心热,皮肤灼热;阴虚津少,无以上承则口燥咽干,皮肤干燥;舌红,苔薄少津,脉细或兼数,为阴虚有热之象。

治法:滋阴润肺,清热杀虫。

方药:月华丸加减。本方功在补虚杀虫,养阴止咳,化痰止血,是治疗肺痨的基本方。方中沙参、麦冬、天冬、生地、熟地滋阴润肺;百部、川贝母润肺止咳,兼能杀虫;阿胶、三七止血和营;桑叶、菊花清肃肺热;山药、茯苓甘淡健脾益气,培土生金,以资生化之源。可加百合、玉竹滋补肺阴。若咳嗽频而痰少质黏者,可合甜杏仁、蜜紫菀、海蛤壳以润肺化痰止咳;痰中带血较多者,宜加白及、仙鹤草、白茅根、藕节等以和络止血;若低热不退,可配银柴胡、地骨皮、功劳叶、胡黄连等以清退虚热,兼以杀虫;若久咳不已,声音嘶哑者,于前方中加诃子皮、木蝴蝶、凤凰衣等以养肺利咽,开音止咳。

2.阴虚火旺

主症:咳呛气急,痰少质黏,反复咯血,量多色鲜。

兼次症:五心烦热,两颧红赤,心烦口渴,骨蒸潮热,盗汗量多,形体日益消瘦,或吐痰黄稠量多,或急躁易怒,胸胁掣痛,失眠多梦,或男子遗精,女子月经不调。

舌脉:舌红绛而干,苔薄黄或剥;脉细数。

分析:肺虚及肾,肺肾阴伤,虚火内迫,气失润降而上逆,故咳呛、气急;虚火灼津,炼液成痰,故痰少质黏;若火盛热壅痰蕴,则咳痰黄稠量多;虚火伤络,迫血妄行故反复咯血,色鲜量多;肺肾阴虚,君相火旺,故午后潮热、颧红骨蒸、五心烦热;营阴夜行于外,虚火迫津外泄故盗汗;肾阴亏虚,肝失所养,心肝火盛故性急易怒、失眠多梦;肝经布两胁穿膈入肺,肝肺络脉失养,则胸胁掣痛;相火偏旺,扰动精室则梦遗失精;阴血亏耗,冲任失养则月经不调;阴精亏损,不能充养身体则形体日瘦;舌红绛而干,苔黄或剥,脉细数,乃阴虚火旺之征。

治法:补益肺肾,滋阴降火。

方药:百合固金汤合秦艽鳖甲散加减。百合固金汤功能滋养肺肾,用于阴虚阳浮,肾虚肺燥,咳痰带血,烦热咽干者。本方用百合、麦冬、玄参、生地滋阴润肺生津,当归、白芍、熟地养血柔肝,桔梗、贝母、甘草清热化痰止咳。秦艽鳖甲散滋阴清热除蒸,用于阴虚骨蒸,潮热盗汗等证。方中秦艽、青蒿、柴胡(用银柴胡)、地骨皮退热除蒸,鳖甲、知母、乌梅、当归滋阴清热,另加百部、白及止血杀虫。若火旺较甚,热象明显者,当增入胡黄连、黄芩苦寒泻火、坚阴清热;若咳痰黄稠量多,酌加桑白皮、竹茹、海蛤壳、鱼腥草等以清热化痰;咯血较著者,加丹皮、藕节、紫珠草、醋制大黄等,或配合十灰散以凉血止血;盗汗较著,加五味子、瘪桃干、糯稻根、浮小麦、煅龙骨、煅牡蛎等敛阴止汗;胸胁掣痛者,加川楝子、延胡索、广郁金等以和络止痛;烦躁不寐加酸枣仁、夜交藤、龙齿宁心安神;若遗精频繁,加黄柏、山茱萸、金樱子泻火涩精。服本方碍脾腻胃者可酌加佛手、香橼醒脾理气。

3.气阴耗伤

主症:咳嗽无力,痰中偶夹有血,血色淡红,气短声低。

兼次症:神疲倦怠,食少纳呆,面色㿠白,午后潮热但热势不剧,盗汗颧红,身体消瘦。

舌脉:舌质嫩红,边有齿印,苔薄,或有剥苔;脉细弱而数。

分析:本证为肺脾同病,阴伤及气,清肃失司,肺不主气则咳嗽无力;气阴两虚,肺虚络损则痰中夹血,虚火不著故血色淡红;肺阴不足,阴虚内热,则午后潮热、盗汗、颧红;子盗母气,脾气亏损,肺脾两虚,宗气不足,故气短声低,神疲倦怠,面色㿠白;脾虚失运,故食少纳呆,聚湿成痰,则咳痰色白;舌质嫩红,边有齿印,脉细弱而数,苔薄或剥为肺脾同病,气阴两虚之象。

治法:养阴润肺,益气健脾。

方药:保真汤加减。本方功能补气养阴,兼清虚热。药用太子参、黄芪、白术、茯苓补益肺脾之气,麦冬、天冬、生地黄、五味子滋养润肺之阴,当归、白芍、熟地滋补阴血;陈皮理气运脾;知母、黄柏、地骨皮、柴胡滋阴清热。并可加冬虫夏草、百部、白及以补肺杀虫;若咳嗽痰白者,可加姜半夏、橘红等燥湿化痰;咳嗽痰稀量多,可加白前、紫菀、款冬、苏子温润止咳;咯血色红量多者加白及、仙鹤草、地榆等凉血止血药,色淡红者,可加山茱萸、阿胶、仙鹤草、参三七等,配合补气药,共奏补气摄血之功;若骨蒸盗汗者,酌加鳖甲、牡蛎、五味子、地骨皮、银柴胡等以益阴除蒸敛汗;如纳少腹胀,大便溏薄者,加扁豆、薏苡仁、莲肉、山药、谷芽等甘淡健脾之品,并去知母、黄柏苦寒伤中及地黄、当归、阿胶等滋腻碍胃之品。

4.阴阳两虚

主症:咳逆喘息少气,痰中或夹血丝,血色暗淡,形体羸弱,劳热骨蒸,面浮肢肿。

兼次症:潮热,形寒,自汗,盗汗,声嘶或失音,心慌,唇紫,肢冷,或见五更泄泻,口舌生糜,大肉尽脱,男子滑精阳痿,女子经少、经闭。

舌脉:舌质光红少津,或淡胖边有齿痕;脉微细而数,或虚大无力。

分析:久痨不愈,阴伤及阳,则成阴阳俱损,肺、脾、肾多脏同病之证,为本病晚期证候,病情较为严重。精气虚损,无以充养形体,故形体羸弱,大肉尽脱;肺虚失降,肾虚不纳,则咳逆、喘息、少气;肺虚失润,金破不鸣故声嘶或失音;肺肾阴虚,虚火内盛,则劳热骨蒸、潮热盗汗;虚火上炎则口舌生糜;脾肾两虚,水失运化,外溢于肌肤则面浮肢肿;病及于心,心失所养,血行不畅则心慌、唇紫;"阳虚生外寒"则自汗、肢冷、形寒;脾肾两虚,肾虚不能温煦脾土,则五更泄泻;精亏失养,命门火衰,故男子滑精阳痿;精血不足,冲任失充,故女子经少、经闭;舌质光红少津,或淡胖边有齿痕,脉微细而数,或虚大无力,乃阴阳俱衰之象。

治法:温补脾肾,滋阴养血。

方药:补天大造丸加减。本方功在温养精气,培补阴阳,用于肺痨五脏俱伤,真气亏损之证。方中人参、黄芪、白术、山药、茯苓补益肺脾之气;枸杞、熟地、白芍、龟甲培补肺肾之阴;鹿角胶、紫河车、当归滋补精血以助阳气;酸枣仁、远志宁心安神。另可加百合、麦冬、阿胶、山茱萸滋补肺肾;若肾虚气逆喘息者,配冬虫夏草、蛤蚧、紫石英、诃子摄纳肾气;心慌者加丹参、柏子仁、龙齿镇心安神;见五更泄泻,配煨肉蔻、补骨脂补火暖土,并去地黄、阿胶等滋腻碍脾之品。阳虚血瘀唇紫水停肢肿者,加红花、泽兰、益母草、北五加皮温阳化瘀行水,咳血不止加云南白药。总之阴阳两虚证是气阴耗伤的进一步发展,因下损及肾,阴伤及阳而致,病情深重,当注意温养精气,以培根本。

六、转归预后

肺痨的转归预后主要取决于患者正气的盛衰、病情的轻重和治疗是否及时。若肺损不著,正气尚盛,或诊断及时,早期治疗,可逐渐康复;若邪盛正虚,正不胜邪,或误诊失治,邪气壅盛,病情可加重,甚至恶化,由肺虚渐及脾、肾、心、肝,由阴及气及阳,形成五脏皆损。若正气亏虚,正邪相持,可致病情慢性迁延。从证候而言,初期主要为阴虚肺燥,若失治误治,一则向气阴耗伤转化,久治不愈阴损及阳,可成阴阳两虚,此时多属晚期证候;另有少数阴虚火旺者,伤及肺络,大量咯血可生气阴欲脱危候,预后不良。正如《明医杂著》说:"此病治之于早则易,若到肌肉消灼,沉困着床,脉沉伏细数,则难为矣。"

第五章

脾胃系病证

第一节 呕 吐

呕吐是指胃失和降，气逆于上，胃内容物经食管、口腔吐出的一类病证。古代医家认为呕吐有别，谓"有物有声为呕""有物无声为吐"。但呕与吐常同时发生，很难截然分开，故并称为呕吐。呕吐可见于多种急慢性病证中，本篇讨论的是以呕吐为主症的病证。干呕、恶心病机相同，只是轻重有别，故合入本篇讨论。

《黄帝内经》对呕吐的病因论述颇详。如《素问·举痛论》曰："寒气客于肠胃，厥逆上出，故痛而呕也。"《素问·六元正纪大论》曰："火郁之发，民病呕逆。"《素问·至真要大论》曰："诸呕吐酸，暴注下迫，皆属于热"；"厥阴司天，风淫所胜……食则呕"；"少阴之胜……炎暑至……呕逆"；"燥淫所胜……民病喜呕，呕有苦"；"太阴之复，湿变乃举，体重中满，食饮不化，阴气上厥……呕而密默，唾吐清液。"认为呕吐可由寒气、火热、湿浊等引起。另外，还指出呕吐与饮食停滞有关，对肝、胆、脾在呕吐发生中的作用等都有论述，奠定了本病的理论基础。

在治疗上古代医家创立了许多至今行之有效的方剂，并指出呕吐有时是机体排除胃中有害物质的反应，如《金匮要略·呕吐哕下利病脉证治》曰："夫呕家有痈脓，不可治呕，脓尽自愈。"《金匮要略·黄疸病脉证并治》曰："酒疸，心中热，欲吐者，吐之愈。"这类呕吐常由痰水、宿食、脓血所致，不可止呕，邪去呕吐自止。

西医学的急慢性胃炎、胃黏膜脱垂症、贲门痉挛、幽门梗阻、十二指肠壅积症、肠梗阻、肝炎、胰腺炎、胆囊炎、尿毒症、颅脑疾病以及一些急性传染病等，当以呕吐为主要表现时，可参考本节辨证论治。

一、病因、病机

胃主受纳和腐熟水谷,其气主降,以下行为顺,若邪气犯胃,或胃虚失和,气逆而上,则发生呕吐。《圣济总论·呕吐》曰:"呕吐者,胃气上逆而不下也。"

(一)外邪犯胃

感受风寒湿燥火之邪,或秽浊之气,邪犯胃腑,气机不利,胃失和降,水谷随逆气上出,发生呕吐。正如《古今医统大全·呕吐哕》所言:"无病之人卒然而呕吐,定是邪客胃府,在长夏暑邪所干,在秋冬风寒所犯。"由于感邪不同,正气之盛衰,体质之差异,胃气之强弱,外邪所致的呕吐,常因性质不同而表现各异,以寒邪致病居多。

(二)饮食不节

暴饮暴食,温凉失宜,或过食生冷油腻不洁之物,皆可伤胃滞脾,食滞内停,胃失和降,胃气上逆,发生呕吐。如《重订严氏济生方·呕吐论治》所曰:"饮食失节,温凉失调,或喜餐腥烩乳酪,或贪食生冷肥腻,露卧湿处,当风取凉,动扰于胃,胃既病矣,则脾气停滞,清浊不分,中焦为之痞塞,遂成呕吐之患焉。"

(三)情志失调

恼怒伤肝,肝失条达,横逆犯胃,胃失和降,胃气上逆;或忧思伤脾,脾失健运,食停难化,胃失和降,亦可致呕。《景岳全书·呕吐》云:"气逆作呕者,多因郁怒致动肝气,胃受肝邪,所以作呕。"

(四)脾胃虚弱

脾胃素虚,病后体虚,劳倦过度,耗伤中气,胃虚不能受纳水谷,脾虚不能化生精微,停积胃中,上逆成呕。《古今医统大全·呕吐哕》谓:"久病吐者,胃气虚不纳谷也。"若脾阳不振,不能腐熟水谷,以致寒浊内生,气逆而呕;或热病伤阴,或久呕不愈,以致胃阴不足,胃失濡养,不得润降,而成呕吐。如《证治汇补·呕吐》所谓:"阴虚成呕,不独胃家为病,所谓无阴则呕也。"

(五)其他因素

误食毒物或使用化学药物,伤及胃肠,加之情志因素及饮食调养失当,导致脾胃进一步损伤,脾胃虚弱、升降失常而出现恶心呕吐,脘腹胀满,纳呆,体倦乏力等症;后天之本受损,则气血化源不足,日久气阴亏虚。

呕吐的病因是多方面的,外感六淫,内伤饮食,情志不调,脏腑虚弱均可致呕。且常相互影响,兼杂致病。如外邪可以伤脾,气滞可以食停,脾虚或可成饮,故临床当辨证求因。

呕吐病位在胃,与肝、脾相关。胃气之和降,有赖于脾气的升清运化以及肝气的疏泄条达,若脾失健运,则胃气失和,升降失职;肝失疏泄,则气机逆乱,胃失和降,均可致呕吐。

呕吐实者由外邪、饮食、痰饮等邪气犯胃,致胃失和降,气逆而发;虚者由气虚、阳虚、阴虚等正气不足,使胃失温养、濡润,胃气不降所致。一般说来,初病多实,呕吐日久,损伤脾胃,中气不足,由实转虚。基本病机在于胃失和降,胃气上逆。《景岳全书·呕吐》云:"呕吐一证,最当详辨虚实,实者有邪,去其邪则愈;虚者无邪,则全由胃气之虚也。所谓邪者,或暴伤寒凉,或暴伤饮食,或因胃火上冲,或因肝气内逆,或以痰饮水气聚于胸中,或以表邪传里,聚于少阳阳明之间,皆有呕证,此皆呕之实邪也。所谓虚证,或其本无内伤,又无外感,而常为呕吐者,此既无邪,必胃虚也。或遇微寒,或遇微劳,或遇饮食少有不调,或肝气微逆,即为呕吐者,总胃虚也。"

二、诊断

(1)以呕吐食物、痰涎、水液诸物为主症,一日数次不等,持续或反复发作,常兼有脘腹不适,恶心纳呆,泛酸嗜杂等症。

(2)起病或急或缓,常有先恶心欲吐之感,多由气味、饮食、情志、冷热等因素而诱发,或因服用化学药物,误食毒物而致。

三、相关检查

(1)胃镜、上消化道钡餐透视可了解胃、十二指肠情况。

(2)血常规、血尿淀粉酶、腹部 B 超对确定胰腺及胆囊病变的性质有意义。

(3)腹部透视、头部 CT 或 MRI 以了解有无肠梗阻、颅脑占位性病变。

(4)若患者面色萎黄,呕吐不止,伴有尿少、水肿,应及时检查肾功能,以确诊肾功能不全所致呕吐。

(5)育龄期妇女,应作尿液检查,查妊娠实验。

(6)呕吐不止,需检查电解质,了解有无电解质紊乱。

四、鉴别诊断

(一)反胃

反胃多系脾胃虚寒,胃中无火,难于腐熟,食入不化所致。表现为食饮入胃,滞停胃中,良久尽吐而出,吐后转舒,即古人称"朝食暮吐,暮食朝吐"。而呕吐是以有声有物为特征,病机为邪气干扰,胃虚失和所致。实者食入即吐,或不食亦吐,并无规律,虚者时吐时止,但多吐出当日之食。

(二)霍乱

急性呕吐当与霍乱鉴别。急性呕吐以呕吐为主,不伴腹泻;而霍乱则上吐下泻,或伴有腹痛如绞,吐泻剧烈者可出现肢冷、脉沉等危象。

(三)噎膈

呕吐与噎膈,皆有呕吐的症状。然呕吐之病,进食顺畅,吐无定时。噎膈的病位在食管,呕吐的病位在胃。噎膈之病,进食哽噎不顺或食不得入,或食入即吐,甚者因噎废食。呕吐大多病情较轻,病程较短,预后尚好。而噎膈多病情深重,病程较长,预后欠佳。

五、辨证要点

(一)辨可吐不可吐

降逆止呕为治疗呕吐的正治之法,但人体在应激反应状态下会出现保护性的呕吐,使胃内有害物质排出体外,不需要运用止吐的方法。如胃有痰饮、食滞、毒物、痈脓等有害之物发生呕吐时,不可见呕止呕,因这类呕吐可使邪有出路,邪去则呕吐自止。甚至当呕吐不畅时,尚可用探吐之法,切不可降逆止呕,以免留邪,与应该止吐之证区别清楚。

(二)辨实与虚

因外邪、饮食、七情因素,病邪犯胃所致,发病急骤,病程较短,呕吐量多,呕吐物多酸腐臭秽,或伴有表证,脉实有力,多为实证;因脾胃虚寒,胃阴不足而成,起病缓慢,病程较长,呕而无力,时作时止,吐物不多,酸臭不甚,常伴有精神萎靡,倦怠乏力,脉弱无力,多为虚证。

(三)辨呕吐物

吐物的性质常反映病变的寒热虚实、病变脏腑等。如酸腐难闻,多为食积内腐;黄水味苦,多为胆热犯胃;酸水绿水,多为肝气犯胃;痰浊涎沫,多为痰饮中阻;泛吐清水,多属胃中虚寒,或有虫积;黏沫量少,多属胃阴不足。

(四)辨可下与禁下

呕吐之病不宜用下法,病在胃不宜攻肠,以免引邪内陷。且呕吐尚能排除积食、败脓等,若属虚者更不宜下,兼表者下之亦误。所以,仲景有"患者欲吐者不可下之"之训。但若确属胃肠实热,大便秘结,腑气不通,而致浊气上逆,气逆作呕者,可用下法,通其便,折其逆,使浊气下行,呕吐自止。

六、治疗

呕吐的治疗原则以和胃降逆为主。实者重在祛邪,根据病因分别施以解表、消食、化痰、降气之法,辅以和胃降逆之品,以求邪去胃安呕止。虚者重在扶正,分别施以益气、温阳、养阴之法,辅以降逆止呕之药,以求正复胃和呕止之功。虚实夹杂者,应适当兼顾治之。

(一)实证

1.外邪犯胃

主证:发病急骤,突然呕吐。

兼次证:常伴发热恶寒,头身疼痛,或汗出,头身困重,胸脘满闷,不思饮食。

舌脉:苔白;脉濡缓。

分析:外感风寒之邪,或夏令暑秽浊之气,动扰胃腑,浊气上逆,故突然呕吐,胸脘满闷,不思饮食;邪束肌表,营卫失和,故恶寒发热,头身疼痛;伤于寒湿,则苔白,脉濡缓。

治法:解表疏邪,和胃降逆。

方药:藿香正气散加减。

加减:方中藿香辛散风寒,芳化湿浊,和胃悦脾;辅以半夏燥湿降气,和胃止呕;厚朴行气化湿,宽胸除满;苏叶、白芷助藿香外散风寒,兼可芳香化湿;陈皮理气燥湿,并能和中;茯苓、白术健脾运湿;大腹皮行气利湿;桔梗宣肺利膈;生姜、大枣和脾胃,共为佐药;使以甘草调和诸药。若风寒偏重,寒热无汗,可加荆芥、防风疏风散寒;若暑湿犯胃,身热汗出,可加香薷饮解暑化湿;如秽浊犯胃,呕吐甚剧,可吞服玉枢丹辟秽止呕;若风热犯胃,伴头痛身热,可用银翘散去桔梗之升提,加橘皮、竹茹清热和胃;若兼食滞,脘闷腹胀,嗳腐吞酸,可去白术、甘草,加神曲、鸡内金、莱菔子以消积导滞;若暑热犯胃,壮热口渴,可选用连朴饮。

2.饮食停滞

主症:呕吐酸腐,脘腹胀满,嗳气厌食,得食愈甚,吐后反快。

兼次症:大便或溏或结,气味臭秽。

舌脉:苔厚腻;脉滑实。

分析:食滞内阻,浊气上逆,故呕吐酸腐;食滞中焦,气机不利,故脘腹胀满,嗳气厌食;升降失常,传导失司,则大便不正常,化热与湿相搏,则便溏,热邪伤津,则便结;湿热内蕴,则苔厚腻,脉滑实。

治法:消食导滞,和胃降逆。

方药:保和丸加减。

加减:方中山楂为主药,以消一切饮食积滞;辅以神曲消食健脾,莱菔子消食下气;佐以半夏、陈皮行气化滞,和胃止呕;茯苓健脾利湿和中;食积易化热,故佐连翘清热而散结。若积滞化热,腹胀便秘,可合小承气汤通腑泄热,使浊气下行,呕吐自止;若食已即吐,口臭干渴,胃中积热上冲,可用大黄甘草汤清胃降逆;若误食不洁、酸腐败物,而见腹中疼痛,欲吐不得者,可因势利导,用瓜蒂散探吐祛邪。

3.痰饮内停

主症:呕吐多为清水痰涎,头眩心悸。

兼次症:胸脘痞闷,不思饮食,或呕而肠鸣有声。

舌脉:苔白腻;脉滑。

分析:脾不运化,痰饮内停,胃气不降,则胸脘痞闷,呕吐清水痰涎。水饮上犯,清阳之气不展,故头眩。水气凌心则心悸。苔白腻,脉滑,为痰饮内停之征。

治法:温化痰饮,和胃降逆。

方药:小半夏汤合苓桂术甘汤加减。

加减:前方重在和中止呕,为治痰饮呕吐的基础方;后方重在健脾燥湿,温化痰饮。方中半夏、生姜和胃降逆,茯苓、桂枝、白术、甘草温脾化饮。若气滞腹痛者,可加厚朴、枳壳行气除满;若脾气受困,脘闷不食,可加砂仁、白豆蔻、苍术开胃醒脾;若痰浊蒙蔽清阳,头晕目眩,可用半夏白术天麻汤;若痰郁化热,烦闷口苦,可用黄连温胆汤清热化痰。另还可辨证选用二陈汤、甘遂半夏汤等。

4.肝气犯胃

主症:呕吐吞酸,嗳气频作。

兼次症:胸胁胀满,烦闷不舒,每因情志不遂而呕吐吞酸更甚。

舌脉:舌边红,苔薄腻;脉弦。

分析:肝气不疏,横逆犯胃,胃失和降,因而呕吐吞酸,嗳气频作,气机阻滞,肝失疏泄,胸胁胀满,烦闷不舒;舌边红,苔薄腻,脉弦,为气滞肝旺之征。

治法:疏肝理气,和胃止呕。

方药:半夏厚朴汤合左金丸加减。

加减:前方以厚朴、紫苏理气宽中,半夏、生姜、茯苓降逆和胃止呕;后者黄连、吴茱萸辛开苦降以止呕。若气郁化火,心烦口苦咽干,可合小柴胡汤清热止呕;若兼腑气不通,大便秘结,可用大柴胡汤清热通腑;若气滞血瘀,胁肋刺痛,可用膈下逐瘀汤活血化瘀。还可辨证选用越鞠丸、柴胡疏肝散等。

(二)虚证

1.脾胃虚寒

主症:饮食稍有不慎,即易呕吐,大便溏薄,时作时止。

兼次症:胃纳不佳,食入难化,脘腹痞闷,口淡不渴,面色少华,倦怠乏力。

舌脉:舌质淡,苔薄白;脉濡弱。

分析:脾胃虚弱,中阳不振,水谷熟腐运化不及,故饮食稍有不慎即吐,时作时止,阳虚不能温布,则面白少华,倦怠乏力;中焦虚寒,气不化津,故口干而不欲饮。脾虚则运化失常,故大便溏薄。舌质淡,苔薄白,脉濡弱,乃脾阳不足象。

治法:益气健脾,和胃降逆。

方药:理中丸加味。

加减:方中人参甘温入脾,补中益气;干姜辛热温中;白术燥湿健脾;炙甘草和中扶正,以达益气健脾,和胃降逆。若胃虚气逆,心下痞硬,干噫食臭,可用旋覆花代赭汤降逆止呕;若中气大亏,少气乏力,可用补中益气汤补中益气,升阳举陷;若病久及肾,肾阳不足,腰膝酸软,肢冷汗出,可用附子理中汤加肉桂、吴茱萸等温补脾肾。

2.胃阴不足

主症:呕吐反复发作,时作干呕。

兼次症:呕吐量不多,或仅涎沫,口燥咽干,胃中嘈杂,似饥而不欲食。

舌脉:舌质红,少津;脉细数。

分析:胃热不清,耗伤胃阴,以致胃失濡养,气失和降,所以呕吐反复发作,时作干呕,似饥而不欲食。津液不能上承,故口燥咽干;舌质红少津,脉细数,为津液耗伤,虚中有热之象。

治法:滋养胃阴,降逆止呕。

方药:麦门冬汤加减。

加减:方以人参、麦门冬、粳米,甘草等滋养胃阴,半夏降逆止呕。若阴虚甚,五心烦热者,可加石斛、天花粉、知母养阴清热;若呕吐较甚,可加橘皮、竹茹、枇杷叶降气化痰止呕;若阴虚便秘,可加火麻仁、瓜蒌仁、白蜜润肠通便;阴虚呕吐者,去半夏加鲜芦根、刀豆子。

七、转归及预后

一般来说,实证呕吐病程短,病情轻,易治愈,虚证及虚实夹杂者,则病程长,病情重,反复发作,时作时止,较为难治。若失治误治,亦可由实转虚,虚实夹杂,由轻转重,久病久吐,脾胃衰败,化源不足,易生变证。所以,呕吐应及时诊治,防止后天之本受损。呕吐在其他各种病证过程中出现时也应重视。

第二节 呃 逆

呃逆是以喉间呃呃有声,声短而频,不能自控为主要临床表现的一种病证。古称"哕",又称"哕逆",俗称打嗝。

呃逆在《黄帝内经》中称"哕",并阐发了其病机,《素问·宣明五气》篇曰:"胃气上逆,为哕。"同时记载了3种简便的治疗方法,如《灵枢·杂病》云:"哕,以草刺鼻,嚏而已;无息而立迎引之,立已;大惊之,亦可已。"至元·朱丹溪始称"呃",《丹溪心法·呃逆》篇曰:"古谓之哕,近谓之呃,乃胃寒所生,寒气自逆而呃上。亦有热呃,亦有其他病发呃者。"至明代统称"呃逆",《景岳全书·呃逆》篇曰:"而呃之大要,亦惟三者而已,则一曰寒呃,二曰热呃,三曰虚脱之呃。"对本病分类可谓提纲挈领。清·李用粹《证治汇补·呃逆》篇,将呃逆分为火、寒、痰、虚、瘀五种,并对每种呃逆的临床表现进行了较详细的论述,至今仍有一定的临床指导意义。

现代医学的单纯性膈肌痉挛、胃肠神经官能症、食管癌、胃炎、胃扩张、肝硬化晚期、脑血管病、尿毒症等疾病,以及胃、食管手术后或其他原因引起的膈肌痉挛,出现呃逆的临床表现时,可参考本节进行辨证论治。

一、病因、病机

呃逆的病因多为饮食不当、情志不舒和正气亏虚等,或突然吸入冷空气而引发呃逆。其病机主要是胃失和降,胃气上逆,动膈冲喉。

(一)外感寒邪

外感寒邪,胃中吸入冷气,寒遏胃阳,气机不利,气逆动膈,上冲于喉,发出呃呃之声,不能自制。

(二)饮食不当

由于过食生冷,或因病而服寒凉药物过多,寒气蕴结中焦,损伤胃阳,胃失温煦,或过食辛辣煎炒之物,或醇酒厚味,或因病过用温补之剂,燥热内生,胃火炽盛,胃失和降,反作上逆,发生呃逆。

(三)情志不舒

因恼怒太过,肝失条达,气机不利,以致肝气横逆犯胃,胃失和降,气逆动膈。或因肝气郁结,不能助脾运化,聚湿生痰;或因忧思伤脾,脾失健运,滋生痰湿;或因气郁化火,灼津成痰;或素有痰饮内停,复因恼怒,皆可致逆气挟痰,上犯动膈而发生呃逆。

(四)体虚病后

禀赋不足,年老体弱,久病肾虚,或劳累太过耗伤中气,脾阳失温,胃气虚衰,清气不升,浊气不降,气逆动膈冲喉而发生呃逆。或过汗、吐、下,虚损误攻,妇人产后,或热病伤阴,使胃阴不足,失于润养,和降失职,虚火上炎动膈冲喉而发生呃逆。

呃逆之病位在膈,病变关键脏腑在胃,与肺、肝、脾、肾诸脏有关。膈位于肺胃之间,膈上为肺,膈下为胃,二脏与膈位置邻近,经脉又相连属。若肺失肃降或胃气上逆,皆可致膈间气机不利,逆气动膈,上冲喉间,发出呃呃之声。手太阴肺之经脉,起于中焦,下络大肠,还循胃口,上膈属肺,将胃、膈、肺三者紧密相连。另外,胃之和降,还赖于肝之条达,若肝气郁滞,横逆犯脾胃,气逆动膈,亦成呃逆。肺胃之气的和降,又赖于肾气的摄纳,若久病伤肾,肾失摄纳,则肺胃之气不能顺降,上逆动膈而发呃逆。可见呃逆病机关键在于胃失和降,胃气上逆,动膈冲喉。胃气上逆,除胃本身病变外,同时与肺气肃降,肾气摄纳,肝气条达之功能紊乱等均有关系。

二、诊断要点

(一)症状

自觉气逆上冲,喉间呃呃连声,声短而频,不能自制为主证,其呃声或高或低,发作间隔或疏或密,间歇时间不定。伴有胸膈痞闷,胃脘不舒,嘈杂灼热,腹胀嗳气,心烦不寐等症状。多与受凉、过食寒凉、辛辣,或情志郁怒等诱发因素有关。偶发性的呃逆,或病危胃气将绝时之呃逆,为短暂症状,不列为呃逆病。

(二)检查

X线胃肠钡透及内镜等检查有助于诊断。必要时检查肝、肾功能,进行B超、心电图、CT等有助于鉴别诊断的检查。

三、鉴别诊断

(一)嗳气

嗳气与呃逆同属胃气上逆之证,嗳气声音低缓而长,可伴酸腐气味,气排出后自感舒适,病势较缓,多在饱食、情志不畅时发病。而不同于呃逆喉间呃呃连声,声短而频,不能自制。

(二)干呕

干呕与呃逆同属胃气上逆之证,干呕患者可见呕吐之状,但有声无物,或有少量痰涎而无食物吐出。干呕之声为呕声,也不同于呃逆的呃呃连声,声短而频。

四、辨证

辨证时首先要分清功能性呃逆、病理性呃逆。若因受寒或肝郁出现短暂的呃逆,又无明显兼症,可不治自愈。非器质性病变引起的呃逆为功能性疾病,经治可愈。若呃逆反复发作,并有明显的兼症,或出现在其他慢性病症的过程中,可视为病理性呃逆,当辨证治疗。首先辨清此病的寒热虚实。寒者呃声沉缓有力,得热则减,遇冷加重,伴胃脘不适,苔白脉缓;热者呃声洪亮,声高短促,伴口臭烦渴,便秘溲赤,苔黄脉大;虚者呃声低长,时断时续,体虚脉弱;实者呃声洪亮,连续发作,脉弦有力等。

(一)胃寒气逆

1.证候

呃逆声沉缓有力,得热则减,遇寒加重,喜食热饮,恶食冷饮,膈间及胃脘痞满不适,或有冷感,口淡不渴,舌质淡,苔白或白滑,脉象迟缓。多在过食生冷,受凉、受寒后发病。

2.分析

由过食生冷或受凉等,致寒积中焦,胃气为寒邪阻遏,胃失和降,上逆动膈冲喉而成呃逆;胃中实寒,故呃声沉缓有力;胃气不和,故脘膈痞闷不适。得热则减,遇寒更甚者,是因寒气得温则行,遇寒则凝之故;口淡不渴,舌苔白,脉迟缓者,均属胃中有寒之象。

(二)胃火上逆

1.证候

呃声洪亮,冲逆而出,口臭烦渴,多喜冷饮,尿黄便秘,舌红苔黄或黄燥,脉滑数。多在过食辛辣,或饮酒等后发病。

2.分析

由于嗜食辛辣烤制及醇酒厚味之品,或过用温补药物,或素体阳盛再加辛辣等品,久则胃肠积热化火,胃火上冲,故呃声洪亮,冲逆而出;阳明热盛,灼伤胃津,故口臭烦渴而喜冷饮;热邪内郁,肠间燥结,故大便秘结,小便短赤;舌苔黄,脉滑数,均为胃热内盛之象。

(三)气逆痰阻

1.证候

呃逆连声,呼吸不利,脘胁胀满,或肠鸣矢气,可伴恶心嗳气,头目昏眩,脘闷食少,或见形体肥胖,平时多痰,舌苔薄腻,脉象弦滑。常在抑郁恼怒后加重,情志舒畅时缓解。

2.分析

因七情所伤,肝气郁结,失于条达,横犯脾胃,胃气上冲动膈而成呃逆;肝郁气滞,故胸胁胀满不舒;气郁日久化火,灼津成痰,或因肝木克脾,脾失健运,聚湿成痰,痰气互结,阻于肺则呼吸不利,阻于胃则恶心嗳气,阻于肠则肠鸣矢气;清气不升,浊阴不降,故见头目昏眩;舌苔薄腻,脉象弦滑,皆为气逆痰阻之象。

(四)脾胃虚寒

1.证候

呃声低沉无力,气不得续,泛吐清水,面色苍白,手足欠温,伴有脘腹冷痛,食少乏力,或见腰膝无力,大便稀溏或久泻。舌淡苔白,脉沉细而弱。

2.分析

若饮食不节或劳倦伤中,使脾胃阳气受损;或素体阳虚,脾胃无力温养,脾胃升降失调,则胃气上逆,故呃声低弱无力,气不得续。脾胃俱虚,运化无力,则食少乏力;阳虚则水饮停胃,故泛吐清水;若久病及肾,肾阳衰微,则腰膝无力,便溏久泻;手足不温,舌淡苔白,脉沉而细,均为阳虚之象。

(五)胃阴不足

1.证候

呃声短促,气不连续,口干舌燥,烦渴少饮,伴不思饮食,或食后饱胀,大便干燥,舌质红少苔,或有裂纹,脉细而数。

2.分析

由于热病或郁火伤阴,或辛温燥热之品耗损津液,使胃中津液不足,胃失濡养,难以和降,气逆扰膈,故呃声短促,虚则气不连续;胃阴耗伤不能上润,则见口干舌燥,烦渴少饮;脾胃虚弱,运化无力,故见不思饮食,食后饱胀;津液耗伤,大肠失润,故大便干燥;舌质红,苔少而干,脉细数,均为阴虚之象。

五、治疗

呃逆治疗当以和胃、降逆、平呃为主。但要根据病情的寒热虚实之偏重不同,分别以寒则温之,热则清之,实则泻之,虚则补之。若重病中出现呃逆,治当大补元气,或滋阴养液以急救胃气。

(一)中药治疗

1.胃寒气逆

(1)治法:温中散寒,降逆止呃。

(2)处方:丁香散(《古今医统》)。方中丁香辛温,散寒暖胃为君,柿蒂味苦,下气降逆止呃为臣,二者相合,温中散寒,降逆止呃,两者相得益彰,疗效甚好,为临床治疗呃逆常用要药;佐以良姜温中散寒,宣通胃阳;使以炙甘草和胃益气。

若兼痰湿者,症见脘闷腹胀不舒,可加半夏、厚朴、陈皮等和降胃气,化痰导滞;兼表寒者,加苏叶、藿香以散寒解表,和胃降逆。

寒呃日久,中阳受伤可选用丁香柿蒂汤,以益气温中,降逆止呃;日久虚寒呃逆,可选用加味四逆汤,以补阳散寒,降逆止呃。

另可选用朴沉化郁丸,每次9g,每天2次,温开水送服;或用荜澄茄、良姜各等分,研末,加醋少许调服,每天1剂,连用3日。

2.胃火上逆

(1)治法:清热和胃,降逆止呃。

(2)处方:竹叶石膏汤(《伤寒论》)。方中竹叶、生石膏辛凉甘寒,清泻胃火为主药;佐以法半夏和胃降逆;人参、麦冬养胃生津;粳米、甘草益胃和中。

若胃气不虚者去人参,常加柿蒂、竹茹降逆止呃;便秘者则合小承气汤,用大黄、枳实、厚朴通利大便,釜底抽薪,此乃上病下治之法;若中焦积热日久伤阴,可选用清胃散以清泻胃火,凉血养阴,降逆止呃。

另可用左金丸,每次9g,每天2次,温开水送服;或用柿蒂、黄连各10g,水煎内服治疗热呃。

3.气逆痰阻

(1)治法:理气化痰,降逆止呃。

(2)处方:旋覆代赭石汤(《伤寒论》)方中旋覆花下气消痰,代赭石重镇降逆,二药相配,一轻一重,共成和降之功为主药;法半夏、生姜化痰和胃,佐以人参补中益气;甘草、大枣和中并引药归经。

如胃气不虚,可去人参、甘草、大枣,以防壅滞气机,加木香以行气止呃;若痰湿明显,可加陈皮、茯苓、浙贝以醒脾化痰;若兼热象,可加黄芩、竹茹以清热化痰。

本型还可选用木香顺气丸,每次 6 g,每天 2 次,温开水冲服;疏肝丸,每次 1 丸,每天 2 次,温开水送服。

4.脾胃虚寒

(1)治法:温补脾胃,和中降逆。

(2)处方:理中丸(《伤寒论》)加减。方中干姜温中祛寒为主药;辅以人参、白术、炙甘草健脾益胃;加入刀豆甘温,温中下气,善治呃逆;丁香、白豆蔻辛温芳香,行气暖胃,宽膈止呃。

若寒甚者,加附子温中祛寒;肾阳不足者加肉桂、山萸肉等以温肾补脾。本型也可选用附子理中丸,每次 1 丸,每天 2 次,温开水送服。

5.胃阴不足

(1)治法:益气养阴,和胃止呃。

(2)处方:益胃汤(《温病条辨》)加减。方中沙参、麦冬、玉竹、生地、冰糖甘润养阴益胃;可酌加柿蒂、刀豆、枇杷叶等顺气降逆。全方合用以达益气养阴、和胃止呃之效。

若神疲乏力,气阴两虚者,可加沙参、白术、山药;若纳差腹胀加炒麦芽、炒谷芽等;若阴虚火旺,咽喉不利加石斛、芦根以养阴清热。

本型也可选用枇杷膏,每次 10 g,每天 3 次,温开水冲服;或用大补阴丸,每次 1 丸,每天2次,温开水送服。

(二)针灸治疗

1.基本处方

取穴:膈俞、内关、膻中、中脘、足三里。

膈俞利膈止呃;内关宽胸利膈,畅通三焦气机;膻中宽胸理气,降逆止呃;中脘、足三里和胃降逆。

2.加减运用

(1)胃寒气逆证:加梁门、气海以温胃散寒、疏通膈气、降逆止呃,针用补法,或加灸法。余穴针用平补平泻法,或加灸法。

(2)胃火上逆证:加内庭以清泻胃火、降逆止呃。诸穴针用泻法。

(3)气逆痰阻证:加太冲、阴陵泉以降逆化痰。诸穴针用平补平泻法。

（4）脾胃虚寒证:加关元、命门以温补中焦、和胃止呃。诸穴针用补法,或加灸法。

（5）胃阴不足证:加胃俞、三阴交以养阴止呃。诸穴针用补法。

3.其他

（1）耳针疗法:取耳中、胃、神门、肝、心,毫针强刺激,留针30分钟,每天1次;也可采用耳针埋藏或用王不留行籽贴压法。

（2）拔罐法:取中脘、梁门、气海,或用膈俞、肝俞、胃俞,每次留罐15~20分钟,每天1~2次。

（3）穴位贴敷法:用麝香粉0.5 g,放入神阙穴内,用伤湿止痛膏固定,适用于实证呃逆,尤其以肝郁气滞者取效更捷;或用吴茱萸10 g,研细末,用醋调成膏状,敷于双侧涌泉穴,胶布或伤湿止痛膏固定,可引气火下行,适用于各种呃逆,对肝、肾气逆引起的呃逆尤为适宜。

（4）指压疗法:翳风、攒竹、内关、天突,任取1穴,用拇指或中指重力按压,以患者能耐受为度,连续按揉1~3分钟,同时令患者深吸气后屏住呼吸,常能立即止呃;或取T_2~L_1双侧夹脊穴、肺俞-肾俞的膀胱经,先用拇指或掌根摩揉,再提捏膀胱经3~5遍,后用拇指点按双侧膈俞1~2分钟。

第三节 反 胃

反胃是以脘腹痞胀,宿食不化,朝食暮吐,暮食朝吐为主要临床表现的一种病。

一、历史沿革

反胃又称胃反。胃反之名,首见于汉代张仲景《金匮要略·呕吐哕下利病脉证治》篇。宋代《太平圣惠方·治反胃呕吐诸方》则称之为"反胃"。其后亦多以反胃名之。

《金匮要略·呕吐哕下利病脉证治》中说:"趺阳脉浮而涩,浮则为虚,涩则伤脾;伤脾则不磨,朝食暮吐,暮食朝吐,宿谷不化,名为胃反。"明确指出本病的病机主要是脾胃损伤,不能腐熟水谷。有关治疗方面,提出了使用大半夏汤和茯苓泽泻汤,至今仍为临床所常用。

隋代巢元方《诸病源候论·胃反候》对《金匮要略》之说有所发挥,将病因病机归纳为血气不足、胃寒停饮、气逆胃反,指出"荣卫俱虚,其血气不足,停水积饮,在胃脘则脏冷,脏冷则脾不磨,脾不磨则宿谷不化,其气逆而成胃反也"。

唐代王冰在《素问》注文中更将本病精辟总结为"食入反出,是无火也"。宋代《圣济总录·呕吐门》也说:"食久反出,是无火也"。

金元时期,朱丹溪《丹溪心法·翻胃》提出血虚、气虚、有热、有痰之说,治法方药则更趋丰富全面。

明代张景岳对于反胃的病因、病机、辨证、治法、方药等有了系统性的阐发,他在《景岳全书·反胃》一节中说:"或以酷饮无度,伤于酒湿,或以纵食生冷,败其真阳;或因七情忧郁,竭其中气;总之,无非内伤之甚,致损胃气而然。"又说:"反胃一证,本属火虚,盖食入于胃,使胃暖脾强,则食无不化,何至复出……然无火之由,则犹有上中下三焦之辨,又当察也。若寒在上焦,则多为恶心或泛泛欲吐者,此胃脘之阳虚也。若寒在中焦,则食入不化,每食至中脘,或少顷或半日复出者,此胃中之阳虚也。若寒在下焦,则朝食暮吐,暮食朝吐,乃以食入幽门,丙火不能传化,故久而复出,此命门之阳虚也。""虚在上焦,微寒呕吐者,惟姜汤为最佳,或橘皮汤亦可,虚在中焦而食入反出者,宜五君子煎、理中汤……虚在下焦而朝食暮吐……其责在阴,非补命门以扶脾土之母,则火无以化,土无以生,亦犹釜底无薪,不能腐熟水谷,终无济也。宜六味回阳饮,或人参附子理阴煎,或右归饮之类主之。此屡用之妙法,不可忽也"。"反胃由于酒湿伤脾者,宜葛花解醒汤主之,若湿多成热,而见胃火上冲者,宜黄芩汤或半夏泻心汤之类主之"。其中补命门火之说是他对本病治疗上的一大创见。

明代李中梓根据临床实际,进一步丰富了反胃的辨证内容。他在《医宗必读·反胃噎膈》中说:"反胃大都属寒,然不可拘也。脉大有力,当作热治,脉小无力,当作寒医。色之黄白而枯者为虚寒,色之红赤而泽者为实热,以脉合证,以色合脉,庶乎无误。"

清代李用粹《证治汇补·反胃》对七情致病认识较为深刻。他说:"病由悲愤气结,思虑伤脾……皆能酿成痰火,妨碍饷道而食反出。"对反胃的病因病机,作了新的补充。清代陈士铎《石室秘录·噎膈反胃治法》说:"夫食入于胃而吐出,似乎病在胃也,谁知肾为胃之关门,肾病而胃始病。"这种看法,与张景岳补命门以扶脾土的观点基本相同。清代沈金鳌《杂病源流犀烛·噎塞反胃关格源流》言:"反胃原于真火衰微,胃寒脾弱,不能纳谷,故早食晚吐,日日如此,以饮食入胃,既抵胃之下脘,复返而出也。若脉数,为邪热不杀谷,乃火性上炎,多升少降也"。同时指出:"亦有瘀血阻滞者,亦有虫而反出者,亦有火衰不能生土,其脉沉迟者。"进一步丰富了对反胃病因、病机的认识。

以上所引各家之说,从不同的方面对反胃作了阐述,使本病的辨证论治内容日趋完善。

二、范围

西医学的胃、十二指肠溃疡病,胃、十二指肠憩室,急慢性胃炎,胃黏膜脱垂症,十二指肠郁积症,胃部肿瘤,胃神经症等,凡并发胃幽门部痉挛、水肿、狭窄,或胃动力紊乱引起胃排空障碍,而在临床上出现脘腹痞胀,宿食不化,朝食暮吐,暮食朝吐等症状者,均可参照本节内容辨证论治。

三、病因、病机

反胃多由饮食不节,酒色过度,或长期忧思郁怒,损伤脾胃之气,并产生气滞、血瘀、痰凝阻胃,使水谷不能腐熟,宿食不化,导致脘腹痞胀,胃气上逆,朝食暮吐,暮食朝吐。

(一)脾胃虚寒

饥饱失常,嗜食寒凉生冷,损及脾阳,以致脾胃虚寒,不能消化谷食,终至尽吐而出。思虑不解,或久病劳倦多可伤脾,房劳过度则伤肾,脾伤则运化无能不能腐熟水谷;肾伤则命火衰微,不能温煦脾土,则脾失健运,谷食难化而反。

(二)痰浊阻胃

酒食不节、七情所伤、房室、劳倦等病因,均可损伤脾胃,因之水谷不能化为精微而成湿浊,积湿生痰,痰阻于胃,逐使胃腑失其通降下行之功效,宿食不化而成反胃。

(三)瘀血积结

七情所伤,肝胃气滞,或遭受外伤,或手术创伤等原因可导致气滞血瘀。胃络受阻,气血不和,胃腑受纳、和降功能不及,饮食积结而成反胃。

(四)胃中积热

多由于长期大量饮酒,吸烟,嗜食甘肥浓、膏粱厚味,经常进食大量辣椒等辛烈之品,均可积热成毒,损伤胃气,而成反胃之证。抑或痰浊阻胃,瘀血积结,郁久化热。邪热在胃,火逆冲上,不能消化饮食,而见朝食暮吐,暮食朝吐。此即《素问·至真要大论篇》病机十九条中所说"诸逆冲上,皆属于火""诸呕吐酸……皆属于热"之意。

由此可见,本病病位在胃,脾胃虚寒、不能腐熟水谷是导致本病的最主要因素,但同时与肝、脾、肾等脏腑密切相关。除气滞、气逆外,还有痰浊、水饮、积热、瘀血等病理因素共同参与发病过程,而且各种病因病机之间往往相互转化。痰浊、水饮多为脾胃虚寒所致;痰浊、瘀血等可使气虚、气滞、食停,同时也可郁久化热;诸因均可久病入络,而成瘀血积结。

四、诊断与鉴别诊断

(一)诊断

1.发病特点

反胃在临床上较为常见,患者以成年人居多,男女性别差异不大,对老年患者要特别提高警惕,注意是否有癌肿等病存在。

2.临床表现

本病一般多为缓起,先有胃脘疼痛、吐酸、嘈杂、食欲不振,食后脘腹痞胀等症状,若迁延失治或治疗不当,病情则进一步加剧,逐渐出现脘腹痞胀加剧,进食后尤甚,饮食不能消化下行,停积于胃腑,终致上逆而呕吐。其呕吐的特点是朝食暮吐,暮食朝吐,呕出物多为未经消化的宿食,或伴有痰涎血缕;严重患者亦可呕血。

患者每因呕吐而不愿进食,人体缺乏水谷精微之濡养,日见消瘦,面色萎黄,倦怠无力。由于饮食停滞于胃脘不能下行,按压脘部则感不适,有时并可触及包块;振摇腹部,可听到漉漉水声。

脉象,舌质,舌苔,则每随其或寒或热,或虚或实而表现不同,可据此作为进一步的辨证依据。

(二)鉴别诊断

1.呕吐

从广义言,呕吐可以包括反胃,而反胃也主要表现为呕吐。但一般呕吐多是食已即吐,或不食亦吐,呕吐物为食物、痰涎、酸水等,一般数量不多。反胃则主要是朝食暮吐,暮食朝吐,患者一般进食后不立即呕吐,但因进食后,食物停积于胃腑,不能下行,至一定时间,则尽吐而出,吐后始稍感舒畅。所吐出的多为未经消化的饮食,而且数量较多。

2.噎膈

噎膈是指吞咽时哽噎不顺,饮食在胸膈部阻塞不下,和反胃不同。反胃一般多无吞咽哽噎,饮食不下是饮食不能下通幽门,在食管则无障碍。噎膈则主要表现为吞咽困难,饮食不能进入贲门。噎膈虽然也会出现呕吐,但都是食入即吐,呕吐物量不多,经常渗唾痰涎,据此亦不难作出鉴别。

五、辨证

(一)辨证要点

1.注意呕吐的性质和呕吐物的情况

反胃的主要特征是朝食暮吐,暮食朝吐,因此在辨证中必须掌握这一特点。要详细询问病史,例如呕吐的时间、呕吐的次数、呕吐物性状及多少等,这对于辨证很有价值。

2.要细辨反胃的证候

反胃的辨证可概括为寒、热、痰、瘀四个主要证型。除从呕吐物的性质内容判断外,其他症状、脉象、舌质、舌苔、患者过去和现在的病史、身体素质等,均有助于辨证。

(二)证候

1.脾胃虚寒

症状:食后脘腹胀满,朝食暮吐,暮食朝吐,吐出宿食不化及清稀水液,吐尽始觉舒适,大便溏少,神疲乏力,面色青白,舌淡苔白,脉细弱。甚者面色苍白,手足不温,眩晕耳鸣,腰酸膝软,精神萎靡。舌淡白,苔白滑,脉沉细无力。

病机分析:此证之主要病机是脾胃虚寒,即胃中无火。因胃中无火,胃失腐熟通降之职,不能消化与排空,乃出现朝食暮吐,暮食朝吐,宿食不化之症状,一旦吐出,消除停积,故吐后即觉舒适。《素问·至真要大论篇》云:“诸病水液,澄澈清冷,皆属于寒。”患者吐出清稀水液,故云属寒,大便溏少,神疲乏力,面色青白,亦属脾胃虚寒;舌淡白,脉弱,均为阳气虚弱之症。其严重者面色苍白,手足不温,舌质淡白,脉沉细无力,为阳虚之甚;腰酸膝软,眩晕耳鸣属肾虚;精神萎靡属肾精不足神气衰弱之征。这些表现,是由肾阳衰弱,命火不足,火不生土,脾失温煦而致,此属脾肾两虚之证,较前述之脾胃虚寒更为严重。

2.胃中积热

症状:食后脘腹胀满,朝食暮吐,暮食朝吐,吐出宿食不化及混浊酸臭之稠液,便秘,溺黄短,心烦口渴,面红。舌红干,舌苔黄厚腻,脉滑数。

病机分析:朝食暮吐,暮食朝吐,宿食不化,是属反胃之症。《素问·至真要大论篇》说:“诸转反戾,水液浑浊,皆属于热。”今患者吐出混浊酸臭之液,故属于热证。内热消烁津液,故口渴便秘,小便短黄;内热熏蒸,故心烦,面红。舌红干,苔黄厚,脉滑数,皆为胃中积热之征。

3.痰浊阻胃

症状:经常脘腹胀满,食后尤甚,上腹或有积块,朝食暮吐,暮食朝吐,吐出宿食不化,并有或稠或稀之痰涎水饮,或吐白沫,眩晕,心下悸。舌苔白滑,脉弦滑,或舌红苔黄浊,脉滑数。

病机分析:有形痰浊,阻于中焦,故不论已食未食,经常都见脘腹胀满。呕吐白色痰涎水饮或白沫,乃痰浊之征;痰浊积于中焦,故可见上腹部积块;眩晕乃因痰浊中阻,清阳不升所致;心下悸为痰饮阻于心下;舌苔白滑,脉弦滑,是痰证之特征;舌红,苔黄浊,脉滑数者,是属痰郁化热的表现。

4.血瘀积结

症状:经常脘腹胀满,食后尤甚,上腹或有积块,朝食暮吐,暮食朝吐,吐出宿食不化,或吐黄沫,或吐褐色浊液,或吐血便血,上腹胀满刺痛拒按,上腹部积块坚硬,推之不移。舌质暗红或兼有瘀点,脉弦涩。

病机分析:有形之瘀血,阻于胃关,影响胃气通降下行,故不论已食未食,经常都见腹部胀满;吐黄沫或褐液,解黑便,皆由瘀血阻络,血液外溢所致;腹胀刺痛属血瘀;上腹积块坚硬,推之不移,舌暗有瘀点,脉涩等皆为血瘀之征。

六、治疗

(一)治疗原则

1.降逆和胃

以降逆和胃为基本原则,阳气虚者,合以温中健脾,阴液亏者,合以消养胃阴,气滞则兼以理气,有瘀血或痰浊者,兼以活血祛痰。病去之后,当以养胃气、胃阴为主。如此,方能巩固疗效,促进健康。

2.注意服药时机

掌握服药的时机,也是治疗反胃的一个关键。由于反胃患者,宿食停积胃腑,若在此时服药,往往不易吸收,影响药效。故反胃患者应在空腹时服药,或在宿食吐净后再服药,疗效较佳。

(二)治法方药

1.脾胃虚寒

治法:温中健脾,和胃降逆。

方药:丁蔻理中汤加减。方中以党参补气健脾,干姜温中散寒;寒多以干姜为君,虚多以党参为君;辅以白术健脾燥温;甘草补脾和中,加白豆蔻之芳香醒胃,丁香之理气降浊,共奏温阳降浊之功。

加减:吐甚者,加半夏、砂仁,以加强降逆和胃作用。病久脾肾阳虚者,可在上方基础上,加入温补命门之药,如附子、肉桂、补骨脂、吴茱萸之类;如寒热错杂者,可用乌梅丸。

除上述方药之外,尚可用丁香透膈散或二陈汤加味。如《证治汇补·反胃》说:"主以二陈汤,加藿香、蔻仁、砂仁、香附、苏梗;消食加神曲、麦芽;助脾加人参、白术;抑肝加沉香、白芍;温中加炮姜、益智仁;壮火加肉桂、丁香,甚者用附子理中汤,或八味丸。"又介绍用伏龙肝水煎药以补土,糯米汁以泽脾,代赭石以镇逆。《景岳全书·反胃》用六味回阳饮,或人参附子理阴煎,或右归饮之类,皆经验心得之谈,可供临床参考。

2.胃中积热

治法:清胃泻热,和胃降浊。

方药:竹茹汤加减。方中竹茹、栀子清胃泄热,兼降胃气;半夏、陈皮、枇杷叶和胃降浊。

热重可加黄芩、黄连;热积腑实,大便秘结,可加大黄、枳实、厚朴以降泄之。

加减:久吐伤津耗气,气阴两虚,表现反胃而唇干口燥,大便干结,舌红少苔,脉细数者,宜益气生津养阴,和胃降逆,可用大半夏汤加味。《景岳全书·反胃》谓:"反胃出于酒湿伤脾者,宜葛花解酒汤主之;若湿多成热,而见胃火上冲者,宜黄芩汤,或半夏泻心汤主之。"亦可随宜选用。

3.痰浊阻胃

治法:涤痰化浊,和胃降逆。

方药:导痰汤加减。方中以半夏、南星燥湿化痰浊;陈皮、枳实以和胃降逆;茯苓、甘草以渗湿健脾和中。

加减:痰郁化热者,宜加黄芩、黄连、竹茹;若体尚壮实者可用礞石滚痰丸攻逐顽痰。痰湿兼寒者,可加干姜、细辛;吐白沫者,其寒尤甚,可加吴茱萸汤;脘腹痞满,吐而不净者可选《证治汇补》木香调气散(白豆蔻、丁香、木香、檀香、藿香、砂仁、甘草)行气醒脾、化浊除满。

吐出痰涎如鸡蛋清者,可加人参、白术、益智仁,以健脾摄涎。如《杂病源流犀烛·噎膈反胃关格源流》云:"凡饮食入胃,便吐涎沫如鸡子白,脾主涎,脾虚不能约束津液,故痰涎自出,非参、术、益智不能摄也。"

4.瘀血积结

治法:祛瘀活血,和胃降浊。

方药:膈下逐瘀汤加减。方中以香附、枳壳、乌药理气和胃,气为血帅,气行则血行;复以川芎、当归、赤芍以活血;桃仁、红花、延胡索、五灵脂以祛瘀;丹皮以清血分之伏热。可再加竹茹、半夏以加强降浊作用。

加减:吐黄沫,或吐血,便血者,可加降香、田七以活血止血;上腹剧痛者可加乳香、没药;上腹结块坚硬者,可加鳖甲、牡蛎、三棱、莪术。

(三)其他治法

(1)九伯饼:天南星、人参、半夏、枯矾、枳实、厚朴、木香、甘草、豆豉为末,老米打糊为饼,瓦上焙干,露过,每服一饼,细嚼,以姜煎平胃散下,此方加阿魏甚效。

(2)壁虎(即守宫)1~2只(去腹内杂物捣烂),鸡蛋1个。用法:将鸡蛋一头打开,装入壁虎,仍封固蒸熟,每天服1个,连服数日。

(3)雪梨1个、丁香50粒,梨去核,放入丁香,外用纸包好,蒸熟食用。

七、转归及预后

反胃之证,可由胃痛、嘈杂、泛酸等证演变而来,一般起病缓慢,变化亦慢。临床所分四证,可以独见,亦可兼见。

病初多表现为单纯的脾胃虚寒或胃中积热,其病变在无形之气,温之清之,适当调治,较易治疗。

患病日久,反胃频繁,除影响进食外,还可损伤胃阴,常在脾胃虚寒的同时并见气血、阴液亏虚;同时多为本虚而标实,或见寒热错杂,或合并痰浊阻胃或瘀血积结,其病变在有形之积,耗伤气血更甚,较难治疗。此时治疗时应注重温清同进,补泻兼施,用药平稳,缓缓图之。

久治不效,应警惕癌变可能。年高体弱者,发病之时已是脾肾两亏,全身日见衰弱,四种证候可交错兼见,进而发展为真阴枯竭或真火衰微之危症,则预后多不良。

八、预防与护理

要注意调节饮食,戒烟酒刺激之品,保持心情舒畅,避免房事劳倦。出现胃痛、嘈杂、泛酸之证者,应及时诊治,尽量避免贪食竹笋和甜腻等食品,以免变生反胃。得病之后,饮食宜清淡流质,避免粗哽食物;患者呕吐之时,应扶助患者以利吐出。药汁宜浓缩,空腹服。中老年患者一旦出现反胃,应注意排除癌肿可能。

第四节　胃　缓

一、概念

胃缓,是由于长期饮食失调,或劳倦过度等,使中气亏虚,脾气下陷、肌肉瘦削不坚,固护升举无力,以致胃体下坠。以脘腹坠胀作痛,食后或站立时加重为主症的病证。本病主要指西医学中的胃下垂。各种慢性病中出现的胃肠功能障碍等类似病症者不在本病证范围。

二、源流

《黄帝内经》提出胃缓之名,《灵枢·本脏》有"脾应肉,肉坚大者胃厚,肉么者胃薄。肉小而么者胃不坚;肉不称身者胃下,胃下者下管约不利。肉不坚者,胃缓"的记载,明确指出肌肉瘦弱与身形不相称的胃的位置偏下,肌肉不够坚实的则胃缓。《灵枢·五癃津液别》云:"水谷入于口,输于肠胃,其液别为五……中热胃缓则为唾。"《灵枢·五味》云:"甘入于胃……而与谷留于胃中者,令人柔润者也,胃柔则缓,缓则虫动。"自《黄帝内经》以后,历代医家均未将其列入专论研讨。

《金匮要略》中有"其人素盛今瘦,水走肠间,沥沥有声,谓之痰饮"的论述,颇类似本病的症状。

朱良春认为:"久患胃疾,脾胃虚弱,中气久虚,水谷精微无力推动,日久则水湿中阻,故胃虚之证多见夹湿,湿浊不得宣化,清阳岂能上升。"自拟苍术饮配合补中益气汤、四逆散治胃缓。

徐景藩以胃下论治,认为其主要病机为脾胃中气虚弱,同时兼有气滞和痰饮的病理因素,久病之人,气虚、气滞而易兼血瘀。胃下病位在胃(脾),还涉及肝(胆)、肾等脏腑。治疗以"通补"为主,寓通于补,使气虚与气滞得以兼顾,应重视治肝和补益肾元。

三、病因、病机

胃缓主要由饮食不节,内伤七情,劳倦过度,或先天禀赋薄弱等因素导致脾胃虚弱,中气下陷,升降失和,使形体瘦削,肌肉不坚所引起。

(一)病因

1.饮食不节,损伤脾胃

饮食不节,暴饮暴食,饥饱无常,损伤脾胃;或五味过极,辛辣无度,肥甘厚腻,过嗜烟酒,蕴湿生热,伤脾碍胃;或嗜食寒凉生冷,损伤脾阳,水谷不能化生精微,停痰留饮。均可因脾胃失和而致胃缓。《素问·痹论》云:"饮食自倍,肠胃乃伤。"

2.情志失调,内伤脾胃

情志拂逆,木郁不达,横逆犯胃,以致肝胃不和;忧思伤脾,脾失健运,胃失和降,升降失和致胃缓。

3.禀赋不足,脾胃虚弱

素体禀赋不足,或劳倦内伤,或久病产后等原因损伤脾胃,脾胃虚弱,中阳不足,虚寒内生,胃失温养;或因热病伤阴,或因胃热火郁,灼伤胃阴,或久服香燥之品,耗伤胃阴,或汗吐下太过,胃阴受损,胃失濡养;纳食减少,味不能归于形,形体瘦削,肌肉不坚而形成胃缓。

(二)病机

1.病机关键为脾胃失和,升降失常

脾主升,胃主降;脾主运化,胃主受纳,脾胃失和即表现为脾胃这一对矛盾的功能紊乱,或为脾气下陷,或为胃气上逆,或脾不运化,或胃不受纳。饮食不节,损伤脾胃,湿热痰饮内生;或情志失调,内伤脾胃;或禀赋不足,劳倦内伤、久病产后损伤脾胃,胃失温养或濡养,导致脾胃虚弱,中气下陷,升降失和而形成胃缓。

2.病位在胃,与肝脾肾密切相关

本病病位在胃,与肝、脾、肾相关。脾胃同居中焦,互为表里,共为后天之本。生理上两者纳运互用,升降协调,燥湿相济,阴阳相合,病理上也相互影响。肝与胃是木土乘克的关系,若肝气郁滞,势必克脾犯胃,致气机郁滞,胃失通降;肝气久郁,或化火伤阴,或成瘀入络,或伤脾生痰,使胃缓缠绵难愈。肾为胃之关,脾胃运化腐熟,全赖肾阳之温煦,若肾阳不足,可致脾肾阳虚,中焦虚寒,胃失温养;若肾阴亏虚不能上济于胃,则胃失于濡养。

3.病理性质有虚实寒热之异,且可相互兼夹

胃缓,本为虚证,脾胃气虚,脾肾阳虚或脾胃阴虚,脾胃脏腑功能失调,常导致气滞、热郁、血瘀、食积、湿阻、饮停,临床多见虚实夹杂。本病主要的病理因素气滞、热郁、血瘀、食积、湿阻、饮停等,可单一致病,又可相兼为病,亦可相互转化,出现如气病及血等情况。

四、诊断与病证鉴别

(一)诊断依据

(1)不同程度的上腹部饱胀感,食后尤甚,腹胀可于餐后、站立过久和劳累后加重,平卧时减轻,腹部疼痛呈隐痛或胀痛,无周期性及节律性。

(2)常伴有厌食、嗳气、便秘、腹痛及消瘦、头晕、乏力等胃肠功能失调的症状及全身虚弱表现。

(3)起病缓慢,多发生于瘦长体形,经产妇及消耗性疾病进行性消瘦等。饮食不节、情志不畅、劳累等均为诱发因素。

(4)上消化道 X 线钡餐造影检查可见胃小弯角切迹、胃幽门管低于髂嵴连线水平;胃呈长钩形或无张力型,上窄下宽,胃体与胃窦靠近,胃角变锐。胃的位置及张力均低,整个胃几乎位于腹腔左侧。

根据站立位胃角切迹与两侧髂嵴连线的位置,将胃下垂分为三度:轻度角切迹的位置低于髂嵴连线下 1.0～5.0 cm;中度角切迹的位置位于髂嵴连线下5.1～10.0 cm;重度角切迹的位置低于髂嵴连线下10.1 cm以上。

(二)辅助检查

上消化道钡餐是目前诊断的主要方法,饮水 B 超检查也具有辅助诊断作用。电子胃镜、上消化道钡餐,可排除胃黏膜糜烂,胃、十二指肠溃疡病,胃癌等病变并明确诊断;肝功能、淀粉酶化验和 B 超、CT、MRI 等检查可与肝、胆、胰疾病作鉴别诊断;血常规、腹部 X 线检查可与肠梗阻、肠穿孔等作鉴别诊断;血糖、甲状腺功能检查可与糖尿病、甲状腺疾病作鉴别诊断。

(三)病证鉴别

1.胃缓与胃痞

胃缓与胃痞均以脘腹痞满为主症,但胃缓的脘腹痞满多见于饭后,同时可兼见胀急疼痛,或胃脘部常有形可见,与一般的痞满不同。

2.胃缓与胃痛

胃缓可见脘腹痞满及疼痛,但胃缓之胃脘疼痛多为坠痛,餐后、站立过久和

劳累后加重,平卧时减轻,呈隐痛或胀痛,无周期性及节律性,与一般胃痛不难鉴别。

五、辨证论治

(一)辨证思路

1.辨虚实

脾胃气虚者,病势绵绵,多伴有食欲欠振,纳后脘胀,神疲乏力,舌淡胖有齿印,脉弱;脾虚气陷者,脘腹重坠作胀,食后益甚,或便意频数,肛门重坠,或脱肛,或小便混浊,或久泄不止;脾肾阳虚者,脘腹胀满,食后更甚,喜温喜按,食少便溏,畏冷肢凉,胃中振水,呕吐清水,腰酸,舌淡胖,苔白滑,脉沉弱。脾虚阴损者,胃脘痞满,食后更显,神疲乏力,气短懒言,咽干口燥,烦渴欲饮,午后颧红,小便短少,大便干结,舌体瘦薄,苔少而干,脉虚数。脾胃脏腑功能失调,常导致气滞、热郁、血瘀、食积、湿阻、饮停;气滞者,痛无定处,时发时止,胃痛且胀,多由情志诱发;热郁者,舌红苔黄,口臭泛酸,得热则甚,脉数;血瘀者,病久痛有定处,痛如针刺,入夜尤甚,舌紫黯或有瘀斑,脉涩。食积者,多有饮食不节史,可伴嗳腐泛酸,大便秘结;湿阻者,苔厚而腻,脉滑;饮停者,胃中振水,泛吐涎沫或呕吐清水,舌淡胖,苔白滑;临床多见虚实夹杂,相兼为病。

2.辨寒热

脾虚气陷,脾肾阳虚多见虚寒征象,表现为病程较久,脘腹痞满,隐隐而痛,喜温喜按,伴泛吐清水,遇寒痛甚,得温痛减,饮食喜温,舌苔白滑,脉象弦紧或舌淡苔薄,脉弱等特点;气滞郁而化热,湿阻或食积久而化热,阴液不足等均可见热之征象,如脘腹胀满,按之不适,口苦,厌食,舌苔黄腻或咽干口燥,午后颧红,小便短少,大便干结,舌体瘦薄,苔少而干,脉虚数。

3.辨脏腑

胃缓病位主要在胃,但与肝、脾、肾密切相关,辨证时要注意辨别病变脏腑的不同。脾胃虚弱,中气下陷所致胃缓,常见脘腹重坠作胀,食后益甚,或便意频数,肛门重坠,或脱肛;脾肾阳虚胃缓,常伴喜温喜按,食少便溏,畏冷肢凉,胃中振水,呕吐清水,腰膝酸软;肝郁气滞、肝胃郁热等致病多与情志因素有关,脘腹胀满,胸胁满闷,心烦易怒,嗳气频频。

(二)治疗原则

根据胃缓的病机,其治疗原则以益气升阳,行气降逆为主。凡脾气虚弱,治以健脾益气;脾气不升或中气下陷,宜益气升阳;胃失和降,气机不利,上逆为呕、为哕,则宜行气降逆;胃缓多为虚中夹实,因脾阳不足而痰饮内停,治以温化痰饮;因气机阻滞,久而入络有瘀血者,治以活血化瘀;因脾胃升降失调,寒热夹杂或湿热蕴结者,治宜辛开苦泄。

(三)分证论治

1.脾虚气陷

症状:脘腹重坠作胀,食后益甚,或便意频数,肛门重坠,或脱肛,或小便混浊,或久泄不止,神疲乏力,食少,消瘦,便溏,眩晕,舌淡,脉弱。

病机分析:脾胃气虚,升降失司,中气下陷,故脘腹重坠作胀,食后益甚,或便意频数,肛门重坠,或脱肛,或久泄不止;脾虚运化无力,故食少便溏;脾胃为气血生化之源,脾主四肢,脾失健运,清阳不升,生化不足,故神疲乏力,消瘦,眩晕;舌淡,脉弱亦为脾虚之征。

治法:补气升陷。

代表方药:补中益气汤合升陷汤加减。黄芪、党参、白术、当归、炙甘草益气健脾生血,柴胡、升麻、桔梗升举清阳,枳壳、陈皮理气和胃降逆。

加减:兼肝郁气滞,加柴胡、香附、厚朴、槟榔;泛酸,加左金丸、乌贼骨、煅瓦楞;瘀血阻滞,加丹参、蒲黄、五灵脂、三七;湿热中阻,加茵陈、佩兰、豆蔻、黄连;食积纳呆,加焦山楂、麦芽、谷芽、神曲;泄泻便溏,加仙鹤草、炒山药、芡实、莲子。

2.脾肾阳虚

症状:脘腹胀满,食后更甚,喜温喜按,食少便溏,畏冷肢凉,胃中振水,呕吐清水,腰酸,舌淡胖,苔白滑,脉沉弱。

病机分析:脾主运化,脾主四肢,脾肾阳虚,运化失司,故脘腹胀满,食后更甚,喜温喜按,食少便溏;四肢失于温煦,故畏冷肢凉;脾胃虚寒,痰饮内生,胃失和降故胃中振水,呕吐清水;腰为肾之府,肾阳虚衰故腰酸;舌淡胖,苔白滑,脉沉弱亦为脾肾阳虚,痰饮内停之征。

治法:温补脾肾。

代表方药:附子理中汤合苓桂术甘汤加减。干姜、附子、党参温补脾肾,桂枝、白术、炙甘草、茯苓以温化水饮。

加减:腰酸明显,加杜仲、牛膝、淫羊藿、续断;呕吐清水,加陈皮、半夏;久泄不止,加石榴皮(壳)、煨诃子、罂粟壳、芡实、莲子。

3.脾虚阴损

症状:胃脘痞满,食后更显,神疲乏力,气短懒言,咽干口燥,午后颧红,小便短少,大便干结,舌体瘦薄,苔少而干,脉虚数。

病机分析：脾胃气阴两虚，脾胃气虚，健运失常，故胃脘痞满，食后更显，神疲乏力，气短懒言；胃津不足，津液不能上承，故咽干口燥；阴虚内热，故午后颧红；阴液亏虚，化源不足，大肠失于濡润，故小便短少，大便干结；舌体瘦薄，苔少而干，脉虚数均为气阴亏虚，虚中有热之征。

治法：补脾益胃。

代表方药：参苓白术散合益胃汤加减。太子参、生黄芪、炙甘草、山药补脾益气，玉竹、麦冬、石斛益胃生津，佛手、桔梗理气和胃。

加减：失眠多梦，加夜交藤、酸枣仁、柏子仁、茯神；大便干结，加火麻仁、冬瓜仁、瓜蒌、杏仁。

(四)其他疗法

1.单方验方

(1)苍术 15 g，加水武火煮沸 3 分钟，改用文火缓煎 20 分钟，亦可直接用沸水浸泡，少量频饮，用于脾虚湿阻者。

(2)枳实 12 g，水煎服，用于脾虚气滞者。

(3)黄芪 30 g，砂仁 10 g(布包)，乌鸡半只，共煲至烂熟，去砂仁，加盐调味，饮汤吃肉，用于脾虚气陷者。

(4)黄芪 30 g，陈皮 9 g，猪肚 1 只，猪肚洗净，将黄芪、陈皮用纱布包好放入猪肚中，麻线扎紧，加水文火炖煮，熟后去掉药包，趁热食肚饮汤，用于中气不足、脾胃虚弱者。

(5)桂圆肉 30 g，加水煮沸后备用，将鸡蛋 1 个打入碗内，用煮好的桂圆肉水冲入蛋中搅匀，煮熟食用，每天早、晚各 1 次，用于脾胃阳虚者。

(6)乌龟肉 250 g、炒枳壳 15 g，共煲汤，加盐调味，吃肉饮汤，用于胃阴亏虚者。

2.常用中成药

(1)补中益气丸。

功用主治：补中益气，升阳举陷。用于脾胃虚弱、中气下陷所致的体倦乏力、食少腹胀、便溏久泻、肛门下坠。

用法用量：每次 6 g，每天 3 次。

(2)枳术宽中胶囊。

功用主治：健脾和胃，理气消痞。用于脾虚气滞引起的脘胀、呕吐、反胃、纳呆、反酸等。

用法用量：饭后服用。每次 3 粒，每天 3 次。

(3)香砂养胃丸。

功用主治:温中和胃。用于不思饮食,胃脘满闷或泛吐酸水。

用法用量:每次 3 g,每天 3 次。

(4)胃苏颗粒。

功用主治:理气消胀,和胃止痛。用于胃脘胀痛。

用法用量:每次 15 g,每天 3 次。

(5)香砂六君子丸。

功用主治:健脾理气,和胃化湿。用于脾虚气滞,嗳气食少,脘腹胀满,大便溏泄者。

用法用量:每次 6 g,每天 2 次。

(6)保和丸。

功用主治:消食,导滞,和胃。用于食积停滞,脘腹胀满,嗳腐吞酸,不欲饮食。

用法用量:每次 8 粒,每天 2 次。

(7)理中丸。

功用主治:温中祛寒,补气健脾。用于胃下垂属脾胃虚寒者。

用法用量:每次 9 g,每天 2~3 次。

(8)金匮肾气丸。

功用主治:温补肾阳,化气行水。用于肾阳虚损引起的脘腹胀满,腰膝酸软,小便不利,畏寒肢冷。

用法用量:每次 6 g,每天 2 次。

(9)胃乐宁。

功用主治:养阴和胃。用于胃阴亏虚引起的痞满,腹胀。

用法用量:每次 1 片,每天 3 次。

(10)达立通颗粒。

功用主治:清热解郁,和胃降逆,通利消滞,用于肝胃郁热所致痞满证,症见胃脘胀满、嗳气、纳差、胃中灼热、嘈杂泛酸、脘腹疼痛、口干口苦;运动障碍型功能性消化不良见上述症状者。

用法用量:温开水冲服,一次 1 袋,一日 3 次。于饭前服用。

3.针灸疗法

(1)针刺:针足三里、中脘、关元、中极、梁门、解溪、脾俞、胃俞等穴。

(2)灸法:灸足三里、天枢、气海、关元等穴。

（3）耳针：用毫针柄在耳廓的胃肠区按压，寻找敏感点，然后在此点上加压2～3分钟，每天1次。

4.外治疗法

（1）外敷法：①取升麻研粉与石榴皮适量捣烂，制成1枚直径1 cm的药球，置于患者神阙穴，胶布固定。患者取水平卧位，将水温60 ℃的热水袋熨敷肚脐，每次半小时以上，每天3次。②用蓖麻子仁98％、五倍子末2％，按此比例打成烂糊，制成每颗约10 g，直径1.5 cm的药饼备用。用时在百会穴剃去与药饼等大头发一块，将药饼紧贴百会穴上，纱布绷带固定，每天早、中、晚各1次，每次10分钟左右，以感觉温热而不烫痛皮肤为度。

（2）推拿疗法：患者先取俯卧位，医师双手由患者之第三胸椎至第五腰椎两侧揉捏2～3遍，用右肘尖分别在脊柱两旁按压肝俞、胆俞、脾俞、胃俞等穴2～3遍，双手掌根同时由腰部向背部弹性快速推按4～5遍。转仰卧位，医师双手掌自下而上反复波形揉压腹部2～3遍，然后用拇指点压中脘、天枢、气海、关元、气冲、足三里、内关各1分钟，每次约按摩30分钟，每天1次，2个月为1个疗程。

六、临证参考

（一）以虚为主，虚中兼实

临床上胃缓多以虚为主，脾胃气虚是其发病的根本，临床常见脾虚气陷，脾肾阳虚，脾虚阴损等证型。但可因体质、药物、饮食、情志、气候等多种因素，在疾病发展过程中易出现痰饮、食积、气滞、血瘀等证候，治疗应善于抓主症，解决主要矛盾，因虚致实者当以补虚为主，佐以祛邪；以实为著者当以祛邪为主，佐以补虚。

（二）病在脾胃，涉及肝肾

生理上，脾胃同居中焦，脾以升为健；胃以降为和，两者升降相因，为气机升降之枢纽。病理情况下，脾胃气机升降失常，脾气不能升清，则胃气不能降浊；胃气失于和降，则脾的运化功能失常。治疗时注意调畅中焦气机，恢复脾胃受纳运化之职，以合"治中焦如衡，非平不安"的用药原则，常用方法有补中益气法、益胃养阴法、辛开苦降法等。肝属木，脾胃属土，土壅木郁，土虚木乘，临床上常见肝脾不和及肝胃不和，故从肝论治胃缓也十分重要。叶天士提出"醒胃必先制肝""培土必先制木"的用药原则。在具体用药中，又当区分肝气郁滞、肝郁化火、肝阴不足等不同的病理机制，给予疏肝、清肝、泄肝、柔肝和平肝等治疗。肾为胃之关，脾胃运化腐熟，全赖肾阳之温煦，若肾阳不足，可致脾肾阳虚，中焦虚寒；若肾阴亏虚不能上济于胃,则胃失于濡养而脾虚阴损。胃缓久病勿忘补肾,适当参以补肾之品。

(三)内外兼治,综合治疗

胃缓多病程较长,以虚为主,患者餐后脘腹坠胀,纳差,消瘦,若单纯以汤药长期调养,患者的依从性较差。因此,治疗胃缓应内服与外治结合,内服以汤药浓煎,多次频服,或以膏散剂型;外治以敷贴、针灸、推拿,兼以自我锻炼。

(四)合理营养,增强信心

胃缓者多脘腹坠胀,纳差,消瘦,存在营养不良,久而影响康复的信心,出现焦虑或抑郁的情绪。膳食应荤素搭配,食材新鲜,营养合理,做工精细;忌肥甘厚腻、粗糙不易消化之物。也要注意调节患者的情绪,并得到患者家庭的支持,以增强康复的信心。

七、预防调护

(1)加强体育锻炼,如仰卧起坐、俯卧撑等可增加肌力,有助于防治本病。

(2)饮食营养丰富,烹调以蒸、煮、炖为主,宜少吃多餐,餐后宜平卧少许时间;进餐定时,细嚼慢咽,禁止暴饮暴食,避免进食不易消化的食物,如坚硬、粗糙、油腻及粗纤维的食品。

(3)经产多胎易致腹壁松弛,应计划生育,少生优生。

(4)保持心情舒畅,生活作息规律,避免过度劳累。

第五节 胃 痛

胃痛是指以胃脘部近心窝处疼痛为主要临床表现的一种病证。又称胃脘痛。

《黄帝内经》对本病的论述较多,如《灵枢·邪气脏腑病形》曰:"胃病者,腹䐜胀,胃脘当心而痛。"最早记载了"胃脘痛"的病名;又《灵枢·厥病》云:"厥心痛,腹胀胸满,心尤痛甚,胃心痛也。"所论"厥心痛"的内容,与本病有密切的关系。

《黄帝内经》还指出造成胃脘痛的原因有受寒、肝气不舒及内热等,《素问·举痛论》曰:"寒气客于肠胃之间、膜原之下,血不得散,小络急引故痛。"《素问·六元正纪大论》曰："木郁之发，民病胃脘当心而痛。"《素问·气交变大论》曰："岁金不及，炎火通行，复则民病口疮，甚则心痛。"迨至汉代，张仲景在《金匮要略》中则将胃脘部称为心下、心中，将胃病分为痞证、胀证、满证与痛证，对后世很有启发。如"心中痞，诸逆心悬痛，桂枝生姜枳实汤主之""按之心下满痛者，此为实也，当下之，宜大柴胡汤"。书中所拟的方剂如大建中汤、大柴胡汤等，都是治疗胃脘痛的名方。《仁斋直指方》对胃痛的原因已经认识到"有寒，有热，有死血，有食积，有痰饮，有虫"等不同。《备急千金要方·心腹痛》在论述九痛丸功效时指出，其胃痛有虫心痛、注心痛、风心痛、悸心痛、食心痛、饮心痛、寒心痛、热心痛、去来心痛九种。

对于胃脘痛的辨证论治，《景岳全书·心腹痛》分析极为详尽，对临床颇具指导意义，指出："痛有虚实……辨之之法，但当察其可按者为虚，拒按者为实；久痛者多虚，暴病者多实；得食稍可者为虚，胀满畏食者为实；痛徐而缓，莫得其处者多虚，痛剧而坚，一定不移者为实；痛在肠脏，中有物有滞者多实，痛在腔胁经络，不干中脏，而牵连腰背，无胀无滞者多虚。脉与证参，虚实自辨。"除此之外，还须辨其寒热及有形无形。《丹溪心法·心脾痛》在论述胃痛治法时指出"诸痛不可补气"的观点，对后世影响很大，而印之临床，这种提法尚欠全面，后世医家逐渐对其进行纠正和补充。

《证治汇补·胃脘痛》对胃痛的治疗提出"大率气食居多，不可骤用补剂，盖补之则气不通而痛愈甚。若曾服攻击之品，愈后复发，屡发屡攻，渐至脉来浮大而空者，又当培补"，值得借鉴。

古代文献中所述胃脘痛，在唐宋以前医籍多以"心痛"代之，宋代之后，医家对胃痛与心痛相混谈提出质疑，至金元《兰室秘藏》首立"胃脘痛"一门，明确区分了胃痛与心痛，至明清时期胃痛与心痛得以进一步区别开来。如《证治准绳·心痛胃脘痛》就指出："或问丹溪言心痛即胃脘痛然乎？曰：心与胃各一脏，其病形不同，因胃脘痛处在心下，故有当心而痛之名，岂胃脘痛即心痛者哉！"《医学正传·胃脘痛》亦云："古方九种心痛……详其所由，皆在胃脘，而实不在于心也。"

现代医学的急、慢性胃炎，消化性溃疡，胃神经官能症，胃癌等疾病，以及部分肝、胆、胰疾病，出现胃痛的临床表现时，可参考本节进行辨证论治。

一、病因、病机

胃痛的发生，主要责之于外邪犯胃、饮食伤胃、情志不畅和先天脾胃虚弱等，致胃气郁滞，胃失和降，不通则痛。

(一)外邪犯胃

外邪之中以寒邪最易犯胃,夏暑之季,暑热、湿浊之邪也间有之。邪气客胃,胃气受伤,轻则气机壅滞,重则和降失司,而致胃脘作痛。寒主凝滞,多见绞痛;暑热急迫,常致灼痛;湿浊黏腻,常见闷痛。

(二)饮食伤胃

若纵恣口腹,过食肥甘,偏嗜烟酒,或饥饱失调,寒热不适,或用伤胃药物,均可伐伤胃气,气机升降失调而作胃痛。尤厚味及烟酒,皆湿热或燥热之性,易停于胃腑伤津耗液为先,久则损脾。

(三)情志不畅

情志不舒,伤肝损脾,亦致胃痛。如气郁恼怒则伤肝,肝失疏泄条达,横犯脾胃,而致肝胃不和或肝脾不和,气血阻滞则胃痛;忧思焦虑则伤脾,脾伤则运化失司,升降失常,气机不畅也致胃痛。

(四)脾胃虚弱

身体素虚,劳倦太过,久病不愈,可致脾胃不健,运化无权,升降转枢失利,气机阻滞,而致胃痛;或因胃病日久,阴津暗耗,胃失濡养,或伴中气下陷,气机失调;或因脾胃阳虚,阴寒内生,胃失温养,均可导致胃痛。

胃痛与胃、肝、脾关系最为密切。胃痛初发多属实证,病位主要在胃,间可及肝;病久常见虚证,其病位主要在脾;亦有虚实夹杂者,或脾胃同病,或肝脾同病。

胃痛病因虽有上述不同,病性尚有虚实寒热、在气在血之异,但其发病机制有其共性,即所谓"不通则痛"。胃为阳土,喜润恶燥,主受纳、腐熟水谷,以降为顺。胃气一伤,初则壅滞,继则上逆,此即气滞为病。其中首先是胃气的壅滞,无论外感、食积均可引发;其次是肝胃气滞,即肝气郁结,横逆犯胃所造成的气机阻滞。另外,气为血帅,气行则血行,气滞日久,必致血瘀,也即久患者络之意;"气有余便是火",气机不畅,可蕴久化热,火能灼伤阴津,或出血之后,血脉瘀阻而新血不生,致阴津亦虚,均可致胃痛加重,每每缠绵难愈。脾属阴土,喜燥恶湿,主运化,输布精微,以升为健,与胃互为表里,胃病延久,可内传于脾。脾气受伤,轻则中气不足,运化无权;继则中气下陷,升降失司;再则脾胃阳虚,阴寒内生,胃络失于温养。若胃痛失治误治,血络损伤,还可见吐血、便血等证。

二、诊断要点

(一)症状

胃脘部疼痛,常伴有食欲不振,痞闷或胀满,恶心呕吐,吞酸嘈杂等。发病常与情志不遂、饮食不节、劳累、受寒等因素有关。起病或急或缓,常有反复发作的病史。

(二)检查

上消化道 X 线钡餐造影、纤维胃镜及病理组织学检查等,有助诊断。

三、鉴别诊断

(一)胃痞

二者部位同在心下,但胃痞是指心下痞塞,胸膈满闷,触之无形,按之不痛的病证。胃痛以痛为主,胃痞以满为患,且病及胸膈,不难区别。

(二)真心痛

心居胸中,其痛常及心下,出现胃痛的表现,应高度警惕,防止与胃痛相混。典型真心痛为当胸而痛,其痛多刺痛、剧痛,且痛引肩背,常有气短、汗出等症,病情较急,如《灵枢·厥病》曰:"真心痛,手足青至节,心痛甚,且发夕死,夕发旦死。"中老年人既往无胃痛病史,而突发胃脘部位疼痛者,当注意真心痛的发生。胃痛部位在胃脘,病势不急,多为隐痛、胀痛等,常有反复发作史。X线、胃镜、心电图及生化检查有助鉴别。

四、辨证

胃痛的主要部位在上腹胃脘部近心窝处,往往兼见胃脘部痞满、胀闷、嗳气、吐酸、纳呆、胁胀、腹胀,甚至出现呕血、便血等症。常反复发作,久治难愈。至于临床辨证,当分虚实两类。实证多痛急拒按,病程较短;虚证多痛缓喜按,缠绵难愈,这是辨证的关键。

(一)寒邪客胃

1.证候

胃痛暴作,得温痛减,遇寒加重;恶寒喜暖,口淡不渴,或喜热饮,舌淡,苔薄白,脉弦紧。

2.分析

寒凝胃脘,气机阻滞,则胃痛暴作,得温痛减,遇寒加重;阳气被遏,失去温煦,则恶寒喜暖,口淡不渴,或喜热饮;舌淡,苔薄白,脉弦紧,为内寒之象。

(二)饮食伤胃

1.证候

胃脘疼痛,胀满拒按,嗳腐吞酸,或呕吐不消化食物,其味腐臭,吐后痛减,不思饮食,大便不爽,得矢气及便后稍舒,舌苔厚腻,脉滑。

2.分析

饮食积滞,阻塞胃气,则胃脘疼痛,胀满拒按;食物不化,胃气上逆,则嗳腐吞酸,或呕吐不消化食物,其味腐臭,吐后痛减;胃失和降,腑气不通,则不思饮食,大便不爽,得矢气及便后稍舒;舌质淡,苔厚腻,脉滑,为饮食内停之征。

(三)肝气犯胃

1.证候

胃脘胀痛,连及两胁,攻撑走窜,每因情志不遂而加重,善太息,不思饮食,精神抑郁,夜寐不安,舌苔薄白,脉弦滑。

2.分析

肝气郁结,横逆犯胃,肝胃气滞,故胃脘胀痛;胁为肝之分野,故胃痛连胁,攻撑走窜;因情志不遂加重气机不畅,故以息为快;胃失和降,受纳失司,故不思饮食;肝郁不舒,则精神抑郁,夜寐不安;舌苔薄白,脉弦滑为肝胃不和之象。

(四)湿热中阻

1.证候

胃脘灼热而痛,得凉则减,遇热加重。伴口干喜冷饮,或口臭不爽,口舌生疮。甚至大便秘结,排便不畅,舌质红,苔黄少津,脉滑数。

2.分析

胃气阻滞,日久化热,故胃脘灼痛,得凉则减,遇热加重,口干喜冷饮或口臭不爽,口舌生疮;胃热久积,腑气不通,故大便秘结,排便不畅;舌质红,苔黄少津,脉象滑数,为胃热蕴积之象。

(五)瘀血停胃

1.证候

胃脘疼痛,状如针刺或刀割,痛有定处而拒按,入夜尤甚。病程日久,胃痛反复发作而不愈,面色晦暗无华,唇黯,舌质紫黯或有瘀斑,脉涩。

2.分析

气滞则血瘀,或吐血、便血之后,离经之血停积于胃,胃络不通,而成瘀血,瘀血停胃,故疼痛状如针刺或刀割,固定不移,拒按;瘀血不净,新血不生,故面色晦黯无华,唇黯;舌质紫黯,或有瘀点、瘀斑,脉涩,为血脉瘀阻之象。

(六)胃阴亏耗

1.证候

胃脘隐痛或隐隐灼痛,伴嘈杂似饥,饥不欲食,口干不思饮,咽干唇燥,大便干结,舌体瘦,质嫩红,少苔或无苔,脉细而数。

2.分析

气郁化热,热伤胃津,或瘀血积留,新血不生,阴津匮乏,阴津亏损则胃络失养,故见胃脘隐痛;若阴虚有火,则可见胃中灼痛隐隐;胃津亏虚则胃纳失司,故嘈杂似饥,知饥而不欲纳食;阴液亏乏,津不上承,故咽干唇燥;阴液不足则肠道干涩,故大便干结;舌体瘦舌质嫩红,少苔或无苔,脉细而数,皆为胃阴不足而兼虚火之象。

(七)脾胃虚寒

1.证候

胃脘隐痛,遇寒或饥时痛剧,得温或进食则缓,喜暖喜按。伴面色不华,神疲肢怠,四末不温,食少便溏,或泛吐清水。舌质淡而胖,边有齿痕,苔薄白,脉沉细无力。

2.分析

胃病日久,累及脾阳。脾胃阳虚,故胃痛绵绵,遇寒或饥时痛剧,得温熨或进食则缓,喜暖喜按;气血虚弱,故面色不华,神疲肢怠;阳气虚不达四末,故四肢不温;脾虚不运,转输失常,故食少便溏;脾阳不振,寒湿内生,饮邪上逆,故泛吐清水;舌质淡而胖,边有齿痕,苔薄白,脉沉细无力,为脾胃虚寒之象。

五、治疗

治疗以理气和胃止痛为主,审证求因,辨证施治。邪盛以祛邪为急,正虚以扶正为先,虚实夹杂者,则当祛邪扶正并举。虽有"通则不痛"之说,但决不能局限于狭义的"通"法,要从广义的角度理解和运用"通"法。属于胃寒者,散寒即所谓通;属于血瘀者,化瘀即所谓通;属于食停者,消食即所谓通;属于气滞者,理气即所谓通;属于热郁者,泻热即所谓通;属于阴虚者,益胃养阴即所谓通;属于阳虚者,温运脾阳即所谓通。

(一)中药治疗

1.寒邪客胃

治法:温胃散寒,行气止痛。

处方:香苏散合良附丸加减。方中高良姜、吴茱萸温胃散寒;香附、乌药、陈皮、木香行气止痛。

加减:如兼见恶寒、头痛等风寒表证者,可加苏叶、藿香等以疏散风寒,或内服生姜汤、胡椒汤以散寒止痛;若兼见胸脘痞闷,胃纳呆滞,嗳气或呕吐者,是为寒夹食滞,可加枳实、神曲、鸡内金、制半夏、生姜等以消食导滞,降逆止呕。若寒邪郁久化热,寒热错杂,可用半夏泻心汤辛开苦降,寒热并调。

中成药:可选用良附丸、胃痛粉等。

2.饮食伤胃

治法:消食导滞,和胃止痛。

处方:保和丸加减。方中神曲、山楂、莱菔子消食导滞;茯苓、半夏、陈皮和胃化湿;连翘散结清热。

加减:若脘腹胀甚者,可加枳实、砂仁、槟榔等以行气消滞;若胃脘胀痛而便闭者,可合用小承气汤或改用枳实导滞丸以通腑行气;胃痛急剧而拒按,伴见苔黄燥,便秘者,为食积化热成燥,则合用大承气汤以泻热解燥,通腑荡积。

中成药:可选用加味保和丸、枳实消痞丸等。

3.肝气犯胃

治法:疏肝解郁,理气止痛。

处方:柴胡疏肝散加减。方中柴胡、芍药、川芎、郁金、香附疏肝解郁;陈皮、枳壳、佛手、甘草理气和中。

加减:若胃痛较甚者,可加川楝子、延胡索以加强理气止痛作用;嗳气较频者,可加沉香、旋覆花以顺气降逆;泛酸者加乌贼骨、煅瓦楞子中和胃酸。痛势急迫,嘈杂吐酸,口干口苦,舌红苔黄,脉弦或数,乃肝胃郁热之证,改用化肝煎或丹栀逍遥散加黄连、吴茱萸以疏肝泻热和胃。

中成药:可选用气滞胃痛冲剂、胃苏冲剂等。

4.湿热中阻

治法:清化湿热,理气和胃。

处方:清中汤加减。方中黄连、栀子清热燥湿;制半夏、茯苓、草豆蔻祛湿健脾;陈皮、甘草理气和中。

加减:湿偏重者加苍术、藿香燥湿醒脾;热偏重者加蒲公英、黄芩清胃泻热;伴恶心呕吐者,加竹茹、橘皮以清胃降逆;大便秘结不通者,可加大黄(后下)通导滞;气滞腹胀者加厚朴、枳实以理气消胀;纳呆少食者,加神曲、谷芽、麦芽以消食导滞。

中成药:可选用清胃和中丸。

5.瘀血停胃

治法:理气活血,化瘀止痛。

方药:失笑散合丹参饮加减。前方以五灵脂、蒲黄活血祛瘀,通利血脉以止痛;后方重用丹参活血化瘀,檀香、砂仁行气止痛。

加减:若因气滞而致血瘀,气滞仍明显时,宜加理气之品,但忌香燥太过。若血瘀而兼血虚者,宜合四物汤等养血活血之味。若血瘀而兼脾胃虚衰者,宜加炙黄芪、党参等健脾益气以助血行。若瘀血日久,血不循常道而外溢出血者,应参考吐血、便血篇处理。

中成药:可选用九气拈痛丸。

6.胃阴亏耗

治法:滋阴益胃,和中止痛。

处方:益胃汤合芍药甘草汤加减。方中沙参、玉竹补益气阴;麦冬、生地滋养阴津;冰糖生津益胃;芍药、甘草酸甘化阴,缓急止痛。

加减:若气滞仍著时,加佛手、香橼皮、玫瑰花等轻清畅气而不伤阴之品;津伤液亏明显时,可加芦根、天花粉、乌梅等以生津养液;大便干结者,加火麻仁、郁李仁、瓜蒌仁等润肠之品。若兼肝阴亦虚,症见脘痛连胁者,可加白芍、枸杞、生地等柔肝之品,也可用一贯煎化裁为治。

中成药:可选用养胃舒胶囊。

7.脾胃虚寒

治法:温中健脾。

方药:黄芪建中汤加减。方中以黄芪补中益气、饴糖益气养阴为君;以桂枝温阳气、芍药益阴血为臣;以生姜温胃、大枣补脾为佐;炙甘草调和诸药,共奏温中健脾,和胃止痛之功。

加减:若阳虚内寒较重者,也可用大建中汤化裁,或加附子、肉桂、荜茇等温中散寒;兼泛酸者,可加黄连汁炒吴萸、煅瓦楞、海螵蛸等制酸之品;泛吐清水时,可予小半夏加茯苓汤或苓桂术甘汤合方为治;兼见血虚者,也可用归芪建中汤治之。若胃脘坠痛,证属中气下陷者,可用补中益气汤化裁为治。

此外,临床上胃强脾弱,上热下寒者也不少见,症状除胃脘疼痛以外,还可见恶心呕吐,嗳气,肠鸣便溏或大便秘结,舌质淡,苔薄黄腻,脉细滑等,治疗时,可选用半夏泻心汤、黄连理中汤或乌梅丸等以调和脾胃,清上温下。

中成药:可选用人参健脾丸、参苓白术丸等。

(二)针灸治疗

1.基本处方

中脘、内关、足三里。中脘、足三里募合相配,内关属心包经,历络三焦,通调三焦气机而和胃,三穴远近结合,共同调理胃腑气机。

2.加减运用

(1)寒邪客胃证:加神阙、梁丘以散寒止痛,神阙用灸法。余穴针用平补平泻法。

(2)饮食伤胃证:加梁门、建里、璇玑以消食导滞。诸穴针用泻法。

(3)肝气犯胃证:加期门、太冲以疏肝理气,针用泻法。余穴针用平补平泻法。

(4)湿热中阻证:加阴陵泉、内庭以清利湿热,阴陵泉针用平补平泻法。余穴针用泻法。

(5)瘀血停胃证:加膈俞、阿是穴以化瘀止痛,针用泻法。余穴针用平补平泻法,或加灸法。

(6)胃阴亏耗证:加胃俞、太溪、三阴交以滋阴养胃。诸穴针用补法。

(7)脾胃虚寒证:加神阙、气海、脾俞、胃俞以温中散寒,神阙用灸法。余穴针用补法,或加灸法。

3.其他

(1)指针疗法:取中脘、至阳、足三里等穴,以双手拇指或中指点压、按揉,力度以患者能耐受并感觉舒适为度,同时令患者行缓慢腹式呼吸,连续按揉3～5分钟即可止痛。

(2)耳针疗法:取胃、十二指肠、脾、肝、神门、下脚端,每次选用3～5穴,毫针浅刺,留针30分钟;或用王不留行籽贴压。

(3)穴位注射疗法:根据中医辨证,分别选用当归注射液、丹参注射液、参附注射液或生脉注射液等,也可选用维生素B_1或维生素B_{12}注射液,按常规取2～3穴,每穴注入药液2～4 mL,每天或隔天1次。

(4)埋线疗法:取穴:肝俞、脾俞、胃俞、中脘、梁门、足三里。方法:将羊肠线用埋线针植入穴位内,无菌操作,每月1次,连续3次。适用于慢性胃炎之各型胃痛症者。

(5)兜肚法:取艾叶30 g,荜茇、干姜各15 g,甘松、山柰、细辛、肉桂、吴茱萸、延胡索、白芷各10 g,大茴香6 g,共研为细末,用柔软的棉布折成15 cm直径的兜肚形状,将上药末均匀放入,紧密缝好,日夜兜于中脘穴或疼痛处,适用于脾胃虚寒胃痛。

第六章

肝胆系病证

第一节 肝 著

一、临床诊断

(一)症状与体征

(1)上腹右胁下部发生疼痛,有胀痛、刺痛、隐痛、剧痛等不同疼痛性质,可伴有右上腹部压痛。

(2)常伴食欲不振,厌食油腻,腹胀,恶心呕吐,嘈杂,反酸,嗳气等上消化道症状。

(3)起病缓慢,多反复发作,发病多有诱因,如饱餐油腻,情绪焦躁、暴怒,过度劳累等。

(二)辅助检查

消化系彩超、CT、MRI、肝功能、肝炎系列、病毒定量检测等理化检查有明确的病毒性肝病、脂肪肝、胆囊炎等疾病,并排除其他引起上腹部疼痛的疾病。

二、病证鉴别

(一)肝著与真心痛

真心痛是心经病变所引起的心痛证,相当于西医学的急性冠脉综合征。真心痛多见于中老年人,有时可出现上腹痛,但多有高血压、糖尿病等病史,主要表现为起病较急,当胸而痛,且多为刺痛,有压榨感,动辄加重,痛引肩背,常伴心悸气短、汗出肢冷,病情危急。正如《灵枢·厥论》曰:"真心痛,手足青至节,心痛甚,旦发夕死,夕发旦死。"其病变部位、疼痛程度与特征、伴随症状及其预后等方面,与肝著有明显区别。

(二)肝著与腹痛

腹痛是以胃脘以下,耻骨毛际以上部位疼痛为主症,多相当于西医学的急、慢性胰腺炎以及外科急腹症(包括肠梗阻、腹膜炎、肠穿孔、宫外孕等),肝著以上腹部右胁下发生疼痛,有胀痛、刺痛、隐痛、剧痛等不同疼痛性质,可伴有上腹部压痛。这就要从其疼痛的主要部位和如何起病来加以辨别。

(三)肝著与肠痈

肠痈(急性阑尾炎)病变初起,多表现为突发性胃脘部疼痛,随着病情的变化,很快由胃脘部转移至右下腹部疼痛为主,且痛处拒按,腹皮拘急,右腿屈曲不伸,转侧牵引则疼痛加剧,多可伴有恶寒、发热、便秘等症。肝著患者始终局限于右胁下,一般无发热。

(四)肝著与胃癌

胃癌多以胃痛为主要症状,可伴呕血、黑便、消瘦等证。如胃痛日久,反复发作,伴消瘦、呕血、黑便等症者,更需详细询问病史,注意体格检查(包括左锁骨上淋巴结的触诊),同时及时行上消化道钡餐造影和电子胃镜等检查以明确诊断。

(五)西医鉴别诊断

(1)经电子胃镜、上消化道钡餐检查,可与急、慢性胃炎,胃十二指肠溃疡,胃黏膜脱垂,胃癌做鉴别诊断。

(2)血常规、腹部 X 线检查可与肠梗阻、肠穿孔等做鉴别诊断。

(3)心肌酶谱、肌钙蛋白、心电图检查可与心绞痛、心肌梗死做鉴别诊断。

三、病机转化

肝著的病位主要在肝胆,其病因病机除气滞血瘀,直伤肝胆,同时和脾胃、肾、心有关。实证以气滞、血瘀、湿热为主,虚证多属阴血亏损,肝失所养。

(一)肝气郁结

情志抑郁,或暴怒伤肝,肝失条达,疏泄不利,气阻络痹,而致肝著。

(二)瘀血停着

气郁日久,血流不畅,瘀血停积,胁络痹阻出现肝著;或强力负重,胁络受伤,瘀血停留,阻塞胁络,致使肝着。

(三)肝胆湿热

外湿内侵,或饮食所伤,脾失健运,痰湿中阻,气郁化热,肝胆失其疏泄,导致肝著。

(四)肝阴不足

久病或劳欲过度,精血亏损,肝阴不足,血虚不能养肝,使脉络失养,亦能导致肝著。

四、辨证论治

(一)辨证思路

1.辨虚实

一般来说,病程短、病势急,因肝郁气滞、血瘀痹阻或外感湿热之邪所致的肝著属实,证见疼痛剧烈,脉弦实有力。病程长、病势缓,因肝血不足、络脉失养所致属虚,证见疼痛隐隐,久久不解而喜按,脉弦细无力。

2.辨气血

一般来说,气滞以胀痛为主,且游走不定,痛无定处,时轻时重,症状的轻重每与情绪变化有关;血瘀以刺痛为主,且痛处不移,疼痛持续不已,局部拒按,入夜尤甚。

3.辨外感、内伤

外感是由湿热外邪侵犯肝胆,肝胆失于疏泄条达而致,伴有寒热表证,且起病急骤,同时可出现恶心、呕吐或目睛发黄、小便黄等症状,舌质红,苔黄腻,脉浮数或滑数;内伤是由肝郁气滞,瘀血内阻,或肝阴不足所引起,不伴有恶寒、发热的表证,且其病缓,病程长。

(二)治疗原则

肝著的治疗原则应根据"柔肝疏肝""活血化瘀""软坚散结""清利湿热""化痰"的理论,结合肝胆的生理特点,灵活运用。实证宜用理气、活血;虚证宜用滋阴、柔肝。

(三)分证论治

1.肝气郁结

(1)症状:以胀痛为主,走窜不定,疼痛每因情绪而增减,胸闷气短,食少纳呆,嗳气频作,苔薄,脉弦。

(2)病机分析:肝气失于条达,阻于脉络,故胁肋胀痛。气属无形,时聚时散,聚散无常,故疼痛走窜不定。情志变化与气之郁结关系密切,故疼痛随情志变化而有所增减。肝经气机不畅,故胸闷气短。肝气横逆,易犯脾胃,胃气上逆故食少嗳气。脉弦为肝郁之象。

(3)治法:疏肝理气。

(4)代表方药:柴胡疏肝散加减。方中柴胡疏肝,配香附、枳壳、陈皮以理气;川芎活血;芍药、甘草以缓急止痛。

(5)加减:胁痛重者,酌加青皮、川楝子、郁金以增强理气止痛的作用。若气郁化火,证见胁肋掣痛,心急烦躁,口干口苦,尿频便秘,舌红苔黄,脉弦数,可去川芎,加丹皮、栀子、黄连、川楝子、延胡索等以清肝理气、活血止痛。若气郁化火伤阴,证见胁肋隐痛,遇劳加重,心烦头晕,睡眠欠佳,舌红苔薄,少津,脉弦细数,可去川芎,加当归、何首乌、枸杞、丹皮、栀子、菊花等以滋阴清热。若肝气横逆,脾失健运,证见胁痛肠鸣腹泻者,可加白术、泽泻、薏苡仁等以健脾止泻。若胃失和降,证见恶心呕吐者,可加陈皮、半夏、藿香、砂仁、苏叶、生姜等以降逆行气和胃止呕。

2.瘀血停着

(1)症状:以刺痛为主,痛有定处,入夜更甚,胁下或见癥块,舌质紫黯,脉沉弦涩。

(2)病机分析:肝郁日久,气滞血瘀,或跌仆损伤,致瘀血停着,痹阻脉络,故胁痛如刺,痛处不移,入夜尤甚。郁结停滞,积久不散,则渐成癥块。舌质紫黯,脉沉弦涩,均属血瘀内停之征。

(3)治法:祛瘀通络。

(4)代表方药:旋覆花汤加减。方中茜草活血通经,旋覆花理气止痛。

(5)加减:方中可酌加郁金、桃仁、元胡、归尾等以增强理气活血之力。若瘀血较重者,可用复原活血汤加减以活血祛瘀,通经活络。方中大黄、山甲、桃仁、红花破瘀散结、当归养血行瘀;柴胡疏肝行气,引药入经。若胁下有癥块,而正气未衰者,可加三棱、莪术、土鳖虫等以增强破瘀消坚之力。

3.肝胆湿热

(1)症状:胁痛,口苦,胸闷,纳呆,恶心、呕吐,目赤或目黄,身黄,小便黄赤,舌苔黄腻,脉弦滑数。

(2)病机分析:湿热蕴结于肝胆,肝络失和,胆不疏泄,故胁痛,口苦。湿热中阻,升降失常,故胸闷、纳呆,恶心、呕吐。肝开窍于目,肝火上炎,则目赤。湿热交蒸,胆汁不循常道而外溢,可出现目黄、身黄、小便黄赤。舌苔黄腻,脉弦滑数,均为肝胆湿热之征。

(3)治法:清热利湿。

(4)代表方药:龙胆泻肝汤加减。方中以龙胆草泻肝胆湿热,栀子、黄芩清热泻火,木通、泽泻、车前子清热利湿。

(5)加减:可酌加川楝子、青皮、郁金、半夏等以疏肝和胃,理气止痛。若发热黄疸者,可加茵陈、黄柏以清热利湿除黄。若湿热煎熬,结成砂石,阻滞胆道,证见胁肋剧痛,连及肩背者,可加金钱草、郁金、鸡内金、海金沙、乌药等以利胆排石。若热盛伤津,大便秘结,腹部胀满者,可加大黄、芒硝以泄热通便。

4.肝阴不足

(1)症状:胁肋隐痛,悠悠不休,遇劳加重,口干咽燥、心中烦热,失眠,头晕目眩,舌红少苔,脉弦细而数。

(2)病机分析:肝郁日久化热,耗伤肝阴,或久病体虚,精血亏损,不能濡养肝络,故胁肋隐痛,悠悠不休,遇劳加重。阴虚易生内热,故口干咽燥,心中烦热,失眠。精血亏虚,不能上荣,故头晕目眩。舌红少苔,脉弦细而数,均为阴虚内热之象。

(3)治法:养阴柔肝。

(4)代表方药:一贯煎加减。方中生地、枸杞滋养肝肾以滋水涵木,沙参、麦冬滋养肺肾以扶金制木,当归养肝血,川楝子理肝气。

(5)加减:若心中烦热,失眠可加焦栀子、炒枣仁、柏子仁以清热安神;若头晕目眩可加黄精、女贞子、墨旱莲、菊花以益肾清肝。

(四)其他疗法

1.单方验方

(1)青黛、明矾,共研细末,装入胶囊,每次2粒,每天3次,口服,具有清热退黄的作用。可用于黄疸经久不退,特别是淤胆型肝炎的患者。

(2)大黄甘草汤:生甘草10 g,生大黄15 g(后下)。水煎,每天1剂,分2次服,用于急性病毒性肝炎。

(3)茵板合剂:茵陈蒿15 g,板蓝根35 g。水煎2次,将药汁一起浓煎至200 mL,加白糖,每次100 mL,每天2次。主治急性黄疸型肝炎。

(4)降酶合剂:贯众15 g,牡丹皮20 g,败酱草30 g,茯苓20 g。用于慢性肝炎谷丙转氨酶升高者。

(5)复方水飞蓟蜜丸:水飞蓟、五味子各半,制成蜜丸,每丸含生药10 g,每次1丸,天3次。用于慢性肝炎ALT升高者。

(6)茅根木贼汤:白茅根15 g,木贼草15 g,板蓝根30 g,水煎服。适用于小儿急性肝炎,梗阻性黄疸。

(7)木瓜冲剂:木瓜生药15 g,加蔗糖制成粉末颗粒,包装成药品备用。每次1~2包。主治急性黄疸型肝炎。

(8)泥鳅数条,放烘箱内烘干(温度 100 ℃为宜),研成粉末。每服 10～12 g,每天 3 次,饭后服。功能清热祛湿,退黄解毒。适用于急性黄疸性肝炎。

(9)柳芽 10 g,开水冲泡代茶频饮。具有清热、利尿、解毒功效。适用于黄疸型肝炎。

(10)车前草 30 g,煎服,每天 1 剂。用治于急性黄疸性肝炎。

(11)田基黄、螃琪菊,煎服,每天 1 剂。用于急性肝炎、慢性活动性肝炎。

(12)鸡骨草 30～60 g,煎服。用于退黄。

(13)垂盆草 30 g,水煎服,每天 1 次,连服 2 周为 1 个疗程。适用于各型肝炎引起的胁痛。

2.针灸疗法

(1)实证:取厥阴、少阳经穴为主。毫针刺用泻法。

处方:期门、支沟、阳陵泉、足三里、太冲。

方义:肝与胆为表里,厥阴、少阳之脉,同布于胁肋。故取期门、太冲循经远取支沟、阳陵泉以疏肝胆经气,使气血畅通,奏理气止痛之功。佐以足三里和降胃气而消痞。

(2)虚证:取背俞穴和足厥阴经穴为主。毫针刺用补法,或平补平泻。

处方:肝俞、肾俞、期门、行间、足三里、三阴交。

方义:肝阴血不足,取肝俞、肾俞,用补法可充益肝肾之阴。期门为肝之募穴,近取以理气。行间为肝之荥穴,用平泻法以泻络中虚热。配足三里、三阴交扶助脾胃,以滋生化之源。

第二节 肝 癖

一、临床诊断

(一)症状与体征

(1)肝区疼痛或胀闷,或仅有右侧胁肋部轻微不适感。

(2)常伴疲乏,腹胀不适,纳呆,口黏口苦,恶心,嗳气,泛酸等消化系统症状,形体多肥胖。

（3）起病多缓慢,多有过食肥甘厚腻,长期饮酒,体力劳动及体育锻炼较少等不良生活习惯。

（4）右肋下可触及稍肿大之肝脏,表面光滑,触痛不明显。

（5）实验室检查可有血脂增高及肝功能异常,肝脏 B 超及 CT 提示脂肪肝,肝活检组织学改变符合脂肪性肝病的病理学诊断标准。

（二）辅助检查

肝组织学检查(简称肝活检)是目前本病诊断及分类鉴别最可靠手段,可准确判断肝组织脂肪贮积、炎症和纤维化程度。而影像学检查是目前诊断本病常用的检查方法,其中 B 超已作为拟诊脂肪肝的首选方法,B 超检查可大致判断肝内脂肪浸润的有无及其在肝内的分布类型,但 B 超检查对肝内脂肪浸润程度的判断仍不够精确,并且对肝内炎症和纤维化的识别能力极差。而 CT 腹部平扫对脂肪肝的诊断有很高的敏感性,局灶性脂肪肝有其特征性 CT 表现,可用于评估药物防治脂肪肝的效果。目前尚无一种定性或定量诊断脂肪性肝病的实验室检查指标,但血液实验室检查对于判断脂肪肝的病因、可能的病理阶段及其预后有一定的参考价值。包括肝功能、血脂、血糖、血清纤维化指标等检查。此外,身高、体重、腰围、臀围、体重质数（BMI）（BMI＝体重/身高）、腰臀比（WHR）（WHR＝腰围/臀围）也与本病发病密切相关。

二、病证鉴别

（一）肝癖与胁痛

肝癖与胁痛均可出现胁肋部疼痛不适症状,但胁痛多不伴胁下积块,起病可急可缓,发作时多伴有情志不舒,胁痛病因除饮食、情志、劳欲等内因外,尚有外感湿热、跌仆损伤等外因,多对应于西医学的急、慢性肝炎,胆系疾病,肋间神经痛及胁肋部外伤等;而肝癖可出现胁下痞块,起病缓慢,除肥胖外早期可无明显临床症状,病因多为内伤所致,对应于西医学的脂肪肝。

（二）肝癖与肝著

肝癖又名肝胀。肝著病名出自《金匮要略·五脏风寒积聚病脉证并治》:"肝着,其人常欲蹈其胸上,先未苦时,但欲饮热,旋覆花汤主之。"肝著是因肝热病、肝瘟等之后,肝脏气血郁滞,著而不行,以右胁痛,右胁下肿块,用手按捺捶击稍舒,肝功能异常等为主要表现疾病。本病主要指西医学所说的慢性肝炎,包括慢性迁延性肝炎和慢性活动性肝炎。以胸胁部痞闷不舒,甚或胀痛,用手按捺捶击稍舒,并喜热饮,一般有急性发病史,体型多不胖,肝功能异常,血清病毒学及

B超等检查可资鉴别。

(三)肝癖与肝积

肝积是以右胁痛,或胁下肿块,腹胀纳少及肝瘀证候为主要表现的积聚类疾病。《脉经·平五脏积聚脉证》曰:"诊得肝积,脉弦而细,两胁下痛……身无膏泽……爪甲枯黑。"肝积多由肝著发展而来,而且可进展为鼓胀、肝癌。对应于西医学的肝硬化,相应的血液及影像学检查可确诊。肝癖虽同样有胁痛,胁下肿块及消化道症状,但一般无明显消瘦及淤血、出血征象,血脂升高及影像学检查发现脂肪肝有助于鉴别。

(四)肝癖与肝痨

肝痨是因痨虫侵及肝脏,阻碍疏泄,耗吸营养,蚀耗肝阴。以右胁痛,右胁下肿块,潮热,盗汗,消瘦等为主要表现的痨病类疾病,对应于西医学的肝结核。既往结核病史或肝外结核发现对诊断有提示作用,相应结核相关检查和对抗结核药物治疗有效有助于确诊。肝癖多形体肥胖,无结核病史,不会出现结核中毒症状。

(五)肝癖与肝瘤、肝癌

肝瘤、肝癌行B超及CT等检查可见局限性占位性病变,而非弥漫性肝大。

三、病机转化

肝癖多因饮食不节、劳逸失度、情志失调、久病体虚、禀赋不足等因素导致脾失健运、肝失疏泄、肾失气化,痰浊、瘀血内生,日久互结于胁下。

(一)病机关键

病机关键在于脏腑功能失调,气血津液运行失常,痰浊瘀血蕴结于肝,饮食不节,劳逸失度,伤及脾胃,脾失健运,或情志失调,肝气郁结,肝气乘脾,脾失健运,或久病体虚,脾胃虚弱,脾失健运,导致湿浊内停;湿邪日久,郁而化热,而出现湿热内蕴;禀赋不足或久病及肾,肾精亏损,气化失司,痰浊不化,蕴结于内,阻滞气机,气滞血瘀,瘀血内停,阻滞脉络,最终导致痰瘀互结。

(二)病位在肝,涉及脾、肾、胆、胃等脏腑

肝的疏泄功能正常,则气机调畅,气血和调,津液敷布。若失其疏泄,则气机不畅,水道不利,气津不化,气血津液输布代谢障碍,水停饮聚,凝而成痰成脂,阻于经络,聚于脏腑。同时,肝的疏泄功能正常,是脾胃正常升降的重要条件,肝主疏泄,脾主运化,两者关系密切,相互协调。正所谓"肝木疏土,脾土荣木,土得木而达之,木赖土以培之"。若肝之疏泄功能失常,直接影响脾的运化升清功能。

表现为肝失疏泄,脾失健运,精微不布,聚湿生痰,壅于肝脏,日久渐积,终致肝癖。

此外,肝之疏泄功能还体现在胆汁的分泌与排泄方面。而胆汁正常分泌和排泄,有助于脾胃的运化功能,若肝失疏泄,胆不能正常泌输胆汁,净浊化脂,则浊脂内聚于肝,也可形成肝癖。

饮食入胃,其消化吸收过程虽然在胃和小肠内进行,但必须依赖于脾的运化功能,才能将水谷化为精微,再经脾的转输和散精功能把水谷精微"灌溉四旁",布散周身。脾的运化功能健旺,津液上升,糟粕下降,就能防止气血津液发生不正常的停滞,阻止痰湿浊瘀等病理产物的生成;反之,则导致气血津液停滞,痰湿膏脂内蕴。

肾主体内五液,有维持体内水液平衡的功能。肾中阳气亏虚,气化失司,不能温煦脾阳,则津液内停,清阳不升,浊阴不降,清从浊化,津液内停化为痰浊。若肾阳不足,气化功能减弱,不能蒸化津液,液聚脂凝而成肝癖。若房室不节,暗耗肾精,或久病伤阴途穷归肾,或热入下焦,劫耗肾精,皆可致肾阴亏虚。肝肾同源,肾阴受伐,水不涵木,肝之阴血愈亏,阴虚火旺灼津成痰成瘀,或阴损及阳,气化失司,津液内停,或肝失疏泄,脾失健运,浊瘀停聚于肝而成肝癖。

(三)病理性质属本虚标实,以脾肾亏虚为本,痰浊血瘀为标

盖肝主疏泄,脾主运化,肾司气化,人之一身气血津液有赖于肝、脾、肾等脏腑的功能协调有节,否则,必然会引起气血津液的代谢失常,滋生本病。故其虚为本,其实为标,"本虚标实"是本病的重要特征。就邪实而言,主要是痰湿热瘀阻于经络,结于胁下而成。痰之为物,随气升降,无处不到。若流注经络,则脉络阻滞;结于局部,则成痰核积聚。痰来自津,瘀本乎血。痰浊停滞,脉道不利,瘀血滋生,可致痰瘀互结。肝癖患者每有痰湿阻滞,气机不利,血行不畅,则瘀血阻络蕴而不散,津液涩渗,蓄而不去,积于胁下则伤肝。痰浊瘀血蕴结,日久化热;或肝炎后治疗不彻底,湿热未清,加以肥甘油腻、酒食过多皆能助湿生热,最终导致痰湿热瘀蕴结肝胆,形成肝癖。

(四)病程有早、中、晚之分,在气在血之别

肝癖早、中期,以痰湿偏盛为主,痰湿可以热化;随着病情进展,血瘀之征渐露;晚期以血瘀居多,痰湿少见;早期肝气不疏为主,肝郁可以化火,也可以出现肝胆湿热;继之为气滞血瘀,日久则可出现肾气亏虚;郁热、湿热及痰热又可耗伤阴血。对于脏腑虚实的转化,早期多见脾气虚、肝气郁结,继之肝郁气滞、脾虚益甚,日久肝脾肾俱虚,既有肝脾气血亏虚,又伴肾精耗损。

(五)病延日久,变证丛生

肝癖迁延日久,久病入络,可致痰瘀阻络,气、血、津液运行障碍,水湿停蓄体内,而生鼓胀、水肿等变证。或瘀血阻络,血不循经,而出现呕血、便血等血证之表现。或气滞血瘀痰凝日久,内结于腹中,而成积聚之证。

四、辨证论治

(一)辨证思路

1.辨虚实

本病病性属本虚标实,临床表现为虚实夹杂之证,故首先应辨别本虚与标实之轻重,以标实为主者,体质多较壮实,胁肋部胀满疼痛较明显,苔多浊腻,脉多弦而有力;而以正虚为主者,病程较长,多见羸弱、神疲乏力、纳呆腹胀、腰膝酸软、胁肋部隐痛不适等症,舌质黯,脉多细弱无力。

2.辨气血

本病初期多以气滞为主,多见胁肋部胀满疼痛,情志不舒,遇忧思恼怒加重,喜叹息,得嗳气、矢气稍舒,舌淡红,脉弦;日久可见气滞血瘀或痰瘀阻络,症见胁肋部隐痛,痛势绵绵或为刺痛,痛处固定,胁下痞块,伴面色晦暗,舌黯,脉弦涩等。

3.辨邪气

本病以气滞、血瘀、痰湿、郁热为标,临床尚须仔细辨别邪气的种类。以气滞为主要表现者,多见胁肋部胀痛,胸闷,喜叹息,烦躁易怒,脉弦等。以血瘀为主要表现者,多见胁下痞块,刺痛或钝痛,面色晦暗,舌质紫黯或有瘀点、瘀斑,脉涩等。以痰湿为主者,多见形体肥胖,胁肋部胀闷不适,胸闷腹胀,纳呆便溏,头昏乏力,苔腻,脉滑等。郁热为主者,多见口干口苦,身目发黄,大便不爽,小便短赤,舌红苔黄,脉数等。

4.辨脏腑

本病到后期多有正气亏虚表现,临床以肝、脾、肾三脏的亏虚尤为多见,故临床还须结合脏腑辨证以确定治疗的重点。以肝之阴血不足为主要表现者,多有眩晕,两目干涩,胁肋部隐痛,口干,急躁易怒等。脾虚多见阳气的亏虚,可出现腹胀,纳呆,呕恶,便溏,四肢不温等表现。肾主一身之阴阳,临床可表现为肾阴或肾阳的不足,其中以肾阳虚临床较为多见,表现为腰膝冷痛,畏寒喜暖,下肢乏力,反应迟钝,面色㿠白,舌淡胖,边有齿痕,脉沉细等。

肝癖早期邪气不盛,正气尚足,治疗以祛邪和调理脏腑功能为主,通过适当的调治可完全康复;若失治、误治,病情进展,痰瘀互结,正气渐虚,则治疗颇为棘手,需攻补兼施,疗程较长且病情易于反复,但只要调治得当,持之以恒,仍有可能完全康复;肝癖晚期,正气大衰,邪气留着,治疗则应以扶正为主,兼以祛邪,而且"肝癖"后期可发展为肝积、鼓胀等病证,并可出现水肿、血证、神昏等危重变证,治疗困难,预后不佳。

(二)治疗原则

肝癖的病机关键为脏腑功能失调,气血津液运行失常,痰浊瘀血蕴结于肝,因此治疗应以祛邪为主,可以采用化痰祛瘀之法,同时注意调理脏腑(肝、脾、肾)功能,既有利于痰瘀等邪气的祛除,又可防止产生新的病邪,达到治病求本的目的。另外,还应重视病因治疗,如嗜酒者戒酒,喜食肥甘厚腻者应改为清淡饮食,肥胖者进行必要的体育锻炼以消耗脂肪,减轻体重等。

(三)分证论治

1.肝郁气滞

(1)症状:肝区不适,两胁胀痛,抑郁烦闷,胸闷、喜叹息。时有嗳气,纳食减少,大便不调,月经不调,乳房胀痛。舌质红,苔白而薄,脉弦滑或弦细。

(2)病机分析:情志不舒导致肝失疏泄,气机郁滞,则可出现肝区不适,两胁胀痛,胸闷,乳房胀痛,抑郁烦闷,喜叹息等;脾胃升降失调,胃气上逆则可出现嗳气,脾失健运则可见纳呆食少,大便不调;肝失疏泄还可导致月经不调,脉呈弦象。

(3)治法:疏肝理气。

(4)代表方药:柴胡疏肝散加减,药用醋柴胡、枳壳、泽泻、陈皮、法半夏、郁金、白芍、大黄、山楂、生甘草。

(5)加减:气郁化火而见舌红苔黄、头晕目眩,急躁易怒者,加夏枯草、青黛、丹皮、栀子等泻肝经实火;伴阴血亏虚,口干,五心烦热,腰膝酸软者,加当归、生地、制首乌、枸杞等滋阴清热,养血柔肝。

2.肝郁脾虚

(1)症状:胁肋胀闷,抑郁不舒,倦怠乏力,腹痛欲泻。腹胀不适,食欲不振,恶心欲吐,时欲太息。舌质淡红,苔薄白或白,有齿痕,脉弦细。

(2)病机分析:因忧思不解,可致肝失疏泄,脾失健运,气机郁滞故见胁肋胀闷,抑郁不舒,时欲太息;运化不及则可见腹胀、纳呆,恶心欲吐;肝气乘脾,故见腹痛欲泻;舌淡边有齿痕为脾虚之象,而脉弦则为肝郁之征。

(3)治法:疏肝健脾。

（4）代表方药:逍遥散加减,药用醋柴胡、炒白术、薄荷、炒白芍、当归、茯苓、山楂、生姜、生甘草。

（5）加减:肝郁明显者加香附、郁金、川楝子疏肝理气;脾虚明显者加山药、白扁豆、党参等益气健脾;血虚头晕、心悸、失眠者可加生熟地、枸杞、酸枣仁等或以归脾汤为主方养血安神;有血瘀者加川芎、丹参、蒲黄、五灵脂等活血化瘀。

3.痰湿内阻

（1）症状:体态肥胖,右胁不适或胀闷,周身困重,大便黏滞不爽。脘腹胀满,倦怠无力,食欲不振,头晕恶心。舌质淡,舌苔白腻,脉沉滑。

（2）病机分析:素体肥胖者形有余而气不足,脾胃运化无力,痰湿内生,阻遏气机,肝气不舒,故见右胁不适或胀闷;清阳不升,浊阴不降故见头晕恶心,腹胀纳呆;湿邪阻遏,阳气不得敷布,故见周身困重,倦怠无力;舌淡,苔白腻,脉沉滑均为痰湿内阻之象。

（3）治法:健脾益气,化痰祛湿。

（4）代表方药:二陈汤加减,药用法半夏、陈皮、茯苓、泽泻、莱菔子、山楂、葛根、黄精、生白术、藿香、甘草。

（5）加减:痰湿郁而化热,症见口干、口苦、舌红、苔黄腻者,加茵陈、胆南星、竹茹等清热化湿;腹胀明显者加苍术、厚朴、枳实等燥湿醒脾,理气消胀;脾虚倦怠乏力,面色无华,纳食呆滞者加党参、山药、黄芪、神曲、炒二芽等益气健脾,消食和胃。

4.湿热蕴结

（1）症状:右胁肋部胀痛,周身困重,脘腹胀满或疼痛,大便黏腻不爽。身目发黄,小便色黄,口中黏滞,口干口苦。舌质红,舌苔黄腻,脉弦滑或濡数。

（2）病机分析:过食肥甘厚腻及辛辣炙煿可致湿热内生,或病后湿热未清,蕴结于中焦,熏蒸肝胆,故见胁肋胀痛,身目发黄;湿热壅滞,中焦气机不利,故见腹胀,周身困重,口中黏腻,口干口苦;湿热下注,故见大便黏腻不爽,小便色黄;舌红,苔黄腻,脉弦滑或濡数均为湿热内蕴之象。

（3）治法:清热利湿。

（4）代表方药:茵陈蒿汤加减,药用茵陈、栀子、大黄、虎杖、厚朴、车前草、茯苓、生白术、猪苓、泽泻。

（5）加减:胁痛明显者加柴胡、郁金、延胡索、川楝子等加强疏肝理气止痛;兼有血瘀而见胁肋刺痛,舌质紫黯者加土鳖虫、王不留行、穿山甲或配合膈下逐瘀汤以活血通络;湿热伤阴而见腰膝酸软,口干咽燥,五心烦热,舌红少苔者,加麦冬、枸杞、天花粉、石斛滋阴润燥。

5.痰瘀互结

(1)症状:胁肋刺痛或钝痛,胁下痞块,面色晦暗,形体肥胖。胸脘痞满,咯吐痰涎,纳呆厌油,四肢沉重。舌质黯红、有瘀斑,舌体胖大,边有齿痕,苔腻,脉弦滑或涩。

(2)病机分析:痰浊蕴结日久,气血运行郁滞,痰瘀互结于胁下,故见胁肋刺痛,胁下痞块;痰湿内蕴,脾胃运化失常,故见胸脘痞满,纳呆厌油,咯吐痰涎;气血不畅,难以通达头面四肢,故见面色晦暗,肢体困重;舌体胖大色黯,苔腻,脉弦滑或涩均为痰瘀内阻之象。

(3)治法:活血化瘀,祛痰散结。

(4)代表方药:膈下逐瘀汤合二陈汤加减,药用柴胡、当归、桃仁、五灵脂、穿山甲、丹皮、赤芍、大腹皮、茯苓、生白术、陈皮、半夏、枳实。

(5)加减:痰热明显,症见咯痰黄稠,胸闷心烦,大便秘结者加竹茹、胆南星、全瓜蒌、大黄等清热化痰,通腑泄浊;胁腹部胀满较甚者加香附、川楝子、槟榔、厚朴等理气消胀;兼有肝肾亏虚,腰膝酸软,头晕眼花者,可配合一贯煎合六味地黄丸加减以滋补肝肾。

(四)其他疗法

1.单方验方

(1)丹参 20 g,陈皮 6 g,加水微煎代茶饮。适用于气滞血瘀者。

(2)佛手、香橼各 6 g,加水微煎代茶饮。适用于肝郁气滞者。

(3)丹参、山楂各 15 g,檀香 9 g,炙甘草 3 g,加水微煎代茶饮。适用于瘀血阻络者。

(4)赤小豆、苡米各 50 g,加水熬粥,适量温服。适用于湿邪困脾者。

(5)山楂 10 g,毛冬青 20 g,水煎服。适用于痰瘀互结者。

(6)生山楂、麦芽各 10 g,水煎服。适用于痰湿内蕴兼有食积者。

(7)茵陈 15 g,水煎代茶饮。适用于湿热蕴结者。

(8)山楂 30 g,葛根 15 g,明矾 1.2 g,水煎服。适用于痰湿内蕴者。

(9)半夏 5 g,瓜蒌皮 5 g,生山楂 5 g,丹参 5 g,生麦芽 5 g,水煎服。适用于痰湿阻滞者。

(10)何首乌 6 g,桑寄生 18 g,黄精 10 g,水煎服。适用于肝肾不足者。

2.中成药疗法

(1)强肝胶囊:每次 3 粒,每天 3 次,适用于脾虚气滞、湿热内阻证。

（2）逍遥散：每次 6～9 g，每天 1～2 次，适用于肝郁脾虚证。

（3）桑葛降脂丸：每次 4 g，每天 3 次，适用于脾肾亏损、痰湿瘀阻证。

（4）茵栀黄颗粒：每次 1 袋，每天 3 次，适用于湿热内蕴证。

（5）大黄䗪虫丸：每次 5 g，每天 3 次。适用于痰瘀互结者。

（6）绞股蓝总苷片（胶囊）：每次 2～3 片（粒），每天 3 次，适用于气虚痰阻证。

（7）壳脂胶囊：每次 5 粒，每天 3 次，适用于痰湿内阻、气滞血瘀或兼有肝肾不足郁热证。

（8）血脂康胶囊：每次 2 粒，每天 2～3 次，适用于脾虚痰瘀阻滞证。

3.针灸疗法

针灸具有降脂、阻断胰岛素抵抗及过氧化反应的功效，一般取穴丰隆、足三里、太冲、肝俞、三阴交等，根据患者的情况采取不同手法及方式，或补或泻，或针或灸，或采用其他穴位刺激法。同时，根据辨证加减，肝郁气滞者加行间，用泻法；肝肾两虚者加太溪、照海、复溜，用补法；瘀血内阻者加血海、地机，用泻法；痰湿困脾者加公孙、商丘，用泻法，每次取 6～7 个穴位，留针 30 分钟，期间行针 1 次，15 次为 1 个疗程。另外还可选用穴位注射法：复方丹参注射液 2 mL，实证选双侧丰隆、阳陵泉交替穴位注射，虚证选双侧三阴交、足三里交替穴位注射。也可选用穴位埋线法：穴位埋线是将羊肠线埋入穴位，利用羊肠线对穴位的持续刺激作用治疗疾病的方法。9 号注射针针头作套管，28 号 2 寸长的毫针剪去针尖作针芯，00 号羊肠线。埋线多选肌肉比较丰满的部位的穴位，以背腰部及下肢穴位最常用。但取穴要精简，每次埋线 1～3 穴，可双侧取穴，可间隔 15～20 天治疗 1 次。

4.外治疗法

（1）行气消瘀膏：川芎 12 g，香附 10 g，柴胡、芍药、青皮、枳壳各 6 g。将上述药物研细末，调拌麻油或其他辅料贴于大包、期门、章门等穴位处，可消胁下积块，适用于肝脾大者。

（2）朱代群等采用 DSG-Ⅰ生物信息电脑肝病治疗仪联合自拟中药（茵陈蒿、栀子、大黄、丹参、虎杖、泽泻、垂盆草、陈皮等，白醋浸泡备用）和肝清解液湿巾，外敷照射区，将中药离子导入肝络治疗脂肪肝，取得了不错的疗效。

第三节 胆　　胀

一、临床诊断

(一)症状与体征

(1)以一侧或两侧胁肋部疼痛为主要临床表现,疼痛性质可表现为胀痛、窜痛、刺痛、隐痛,多为拒按,间有喜按者。

(2)可伴见胸闷、腹胀、嗳气、呃逆、急躁易怒、口苦纳呆,厌食恶心等症。

(3)常有情志不舒,跌仆损伤,饮食不节,久病耗伤,劳倦过度,或外感湿热等病因。

(4)血常规、肝功能、胆囊造影、B超等实验室检查,有助于诊断。

(二)辅助检查

胁痛以右侧为主者,多与肝胆疾患相关。检查肝功能、乙肝5项、甲肝抗体、丙肝抗体、戊肝抗体、自身免疫性肝病抗体、肝脏病理等检查可以作为诊断肝炎的指标;腹部B超、CT、MRI等检查可做肝硬化,肝胆结石,急、慢性胆囊炎,脂肪肝,胆道蛔虫,肝脓肿等疾病的诊断依据。检测血中的甲胎蛋白、碱性磷酸酶及超声造影、CT、MRI增强扫描可以与肝癌相鉴别;电子胃镜、上消化道钡餐可与胃病相鉴别;血常规、腹部X线检查可与肠梗阻、肠穿孔等做鉴别诊断;胸部X线、CT等检查可与胸膜炎相鉴别。

二、病证鉴别

(一)胁痛与悬饮

胁痛发病与情志不遂、饮食不节、跌仆损伤、久病体虚有关,其病机为肝络失和,主要表现为一侧或两侧胁肋部疼痛。悬饮多因素体虚弱,时邪外袭,肺失宣通,饮停胸胁,而致络气不和,其表现为饮停胸胁,胸胁咳唾引痛,呼吸或转侧加重,患侧肋间饱满,叩诊呈浊音,或兼见发热。

(二)胁痛与胃痛

两者疼痛主要部位不同。胁痛是以一侧或两侧胁肋部疼痛为主证,可伴发热恶寒,或目黄肤黄,或胸闷太息。肝气犯胃之胃痛可有攻痛连胁,但仍以上腹中部胃脘部疼痛为主症,且常伴嘈杂反酸,嗳气吐腐。

(三)胁痛与黄疸、鼓胀、肝癌等

黄疸、鼓胀、肝癌等在病程中或早或晚均伴有一侧或两侧胁肋部疼痛。其鉴别要点在于：黄疸以身目发黄为主症；鼓胀为气、血、水互结，腹大如鼓；肝癌有胁下积块。

三、病机转化

胁痛主要由情志不舒、跌仆损伤、饮食不节，久病耗伤，劳倦过度，或外感湿热等病因，导致肝气郁结、血瘀阻络，湿热蕴结、肝失疏泄，肝阴不足、络脉失养等，最终导致胁痛发生。

(一)基本病机

肝络失和，"不通则痛"或"不荣则痛"肝为刚脏，主疏泄，喜条达而恶抑郁，肝体属阴，体阴而用阳。若肝的疏泄功能失常，气机郁结，血脉瘀滞，或阴血不足，肝失濡润，均可导致肝络失和，产生胁痛。因肝气郁滞、瘀血停滞、湿热蕴结所致的胁痛多属实证，是为"不通则痛"；因阴血不足，肝络失养所致的胁痛为虚证，属"不荣则痛"。

(二)病位在肝胆，与脾胃肾密切相关

肝居胁下，经脉布于两胁，胆附于肝，与肝成表里关系，其脉亦循于胁，故胁痛之病，主要责之肝胆；胃居中焦，主受纳水谷，运化水湿，若因饮食所伤，脾失健运，湿热内生，郁遏肝胆，疏泄不畅，亦可发为胁痛；肝肾同源，精血互生，若因肝肾阴虚，精亏血少，肝脉失于濡养，则胁肋隐隐作痛。

(三)病理性质有虚有实，而以实证多见

胃痛病理性质有虚有实，实者多属不通而痛，以气滞、血瘀、湿热为主，三者尤以气滞为先。虚者多属不荣而痛，如阴血亏虚，肝失所养。虚实之间可以相互转化，故临床常见虚实夹杂之证。

(四)病程有新久之分，在气在血之别

一般说来，胁痛初病在气，由肝郁气滞、气机不畅所致；气为血帅，气行则血行，故气滞日久，血行不畅，病变由气滞转为血瘀，或气滞、血瘀并见；气滞日久，易于化火伤阴；因饮食所伤，肝胆湿热所致之胁痛，日久亦可耗伤阴津，皆可致肝阴耗伤，脉络失养，而转为虚证或虚实夹杂证。外邪、饮食、情志所致，以气机郁滞为主，病位较浅，多在气分；日久由经入络，气郁血瘀，病位较深，多为气血同病。

（五）病延日久，变证衍生

胁痛病延日久，可衍生变证，如气血壅结，肝体失和，腹内结块，形成积聚；如湿热壅滞，肝失疏泄，胆汁泛溢，则发生黄疸；肝脾肾失调，气血水互结，酿生鼓胀。胁痛日久，痰瘀互结，阻于肝络，或酿毒生变，转为肝癌。

四、辨证论治

（一）辨证思路

1.辨气血

一般来说，胁痛在气，以胀痛为主，且痛无定处，游走不定，时轻时重，症状的轻重每与情绪变化有关；胁痛在血，以刺痛为主，且痛处固定不移，疼痛持续不已，局部拒按，入夜尤甚，或胁下有积块。

2.辨虚实

实证多由肝郁气滞，瘀血阻络，外感湿热之邪所致，起病急，病程短，疼痛剧烈而拒按，脉实有力；虚证多属肝阴不足，络脉失养所引起，常因劳累而诱发，起病缓，病程长，疼痛隐隐，悠悠不休而喜按，脉虚无力。

3.辨表里

外感胁痛是由湿热外邪侵袭肝胆，肝胆失于疏泄条达而致，伴有寒、热表证，且起病急骤，同时可出现恶心呕吐，目睛发黄，苔黄腻等肝胆湿热症状；内伤胁痛则由肝郁气滞，瘀血内阻，或肝阴不足所引起，不伴恶寒、发热等表证，且起病缓慢，病程较长。

4.辨脏腑

胁痛病位主要在肝胆，但与脾、胃、肾密切相关，辨证时要注意辨别病变脏腑的不同。如肝郁气滞证多发病与情志因素有关，胁痛以胀痛为主，痛无定处，心烦易怒、胸闷腹胀、嗳气频作，属于肝脏病；肝胆湿热证口干口苦，胸闷纳呆，或兼有身热恶寒，身目发黄，为肝胆脏腑同病；若肝胃不和症见胸脘痞闷，恶心呕吐，胁痛隐隐，为肝胃同病。

（二）治疗原则

胁痛的治疗原则当基于肝络失和的基本病机，根据"不通则痛""不荣则痛"的理论，以疏肝活络止痛为基本治则，结合肝胆的生理特点，灵活应用。实证宜理气、活血通络、清热祛湿，通则不痛；虚证宜补中寓通，滋阴、养血、柔肝，荣则不痛。

(三)分证论治

1.肝郁气滞

(1)症状:胁肋胀痛,走窜不定,甚则连及胸肩背臂,疼痛每因情志变化而增减,胸闷,善太息,得嗳气则舒,纳食减少,脘腹胀满,舌苔薄白,脉弦。

(2)病机分析:肝失条达,气机不畅,阻于胁络,肝气横逆,犯及脾胃。

(3)治法:疏肝解郁,理气止痛。

(4)代表方药:柴胡疏肝散加减。方中柴胡疏肝解郁,香附、枳壳、陈皮理气除胀,川芎活血行气通络,白芍、甘草缓急止痛,全方共奏疏肝理气止痛之功。

(5)加减:若气滞及血,胁痛重者,酌加郁金、川楝子、延胡索、青皮以增强理气活血止痛之功;若兼见心烦急躁,口干口苦,尿黄便干,舌红苔黄,脉弦数等气郁化火之象,酌加栀子、黄芩、胆草等清肝之品;若伴胁痛,肠鸣,腹泻者,为肝气横逆,脾失健运之证,酌加白术、茯苓、泽泻、薏苡仁以健脾止泻;若伴有恶心呕吐,是为肝胃不和,胃失和降,酌加半夏、陈皮、藿香、生姜等以和胃降逆止呕。

2.肝胆湿热

(1)症状:胁肋胀痛,触痛明显而拒按,或引及肩背,伴有脘闷纳呆,恶心呕吐,厌食油腻,口干口苦,腹胀尿少,或兼有身热恶,或寒有黄疸,舌苔黄腻,脉弦滑。

(2)病机分析:外湿或内热蕴积肝胆,肝络失和,胆失疏泄。

(3)治法:疏肝利胆,清热利湿。

(4)代表方药:龙胆泻肝汤加减。方中龙胆草、栀子、黄芩清肝泻火,柴胡疏肝理气,木通、泽泻、车前子清热利湿,生地、当归养血清热益肝。

(5)加减:可酌加郁金、半夏、青皮、川楝子以疏肝和胃,理气止痛。若便秘,腹胀满者为热重于湿,肠中津液耗伤,可加大黄、芒硝以泄热通便存阴。若白睛发黄,尿黄,发热口渴者,可加茵陈、黄柏、金钱草以清热除湿,利胆退黄。久延不愈者,可加三棱、莪术、丹参、当归尾等活血化瘀。对于湿热蕴结的胁痛,祛邪必要早,除邪务尽,以防湿热胶固,酿成热毒,导致治疗的困难。

3.瘀血阻络

(1)症状:胁肋刺痛,痛处固定而拒按,疼痛持续不已,入夜尤甚,或胁下有积块,或面色晦暗,舌质紫黯,脉沉弦。

(2)病机分析:肝郁日久,气滞血瘀,或阴伤血滞,脉络瘀阻。

(3)治法:活血化瘀,通络止痛。

(4)代表方药:血府逐瘀汤加减。方用桃仁、红花、当归、生地黄、川芎、赤芍活血化瘀而养血,柴胡行气疏肝,桔梗开肺气,枳壳行气宽中,牛膝通利血脉,引血下行。

(5)加减:若瘀血严重,有明显外伤史者,应以逐瘀为主,方选复元活血汤。方以大黄、桃仁、红花、穿山甲活血祛瘀,散结止痛,当归养血祛瘀,柴胡疏肝理气,天花粉消肿化痰,甘草缓急止痛,调和诸药。还可加三七粉另服,以助祛瘀生新之效。

4.胆腑郁热

(1)症状:右胁灼热疼痛,口苦咽干,面红目赤,大便秘结,小便短赤,心烦、失眠易怒,舌红,苔黄厚而干,脉弦数。

(2)病机分析:因饮食偏嗜,忧思暴怒,外感湿热,虚损劳倦,胆石等原因导致胆腑气机郁滞,或郁而化火,胆液失于通降。此型胆胀多见。

(3)治法:清泻肝胆,解郁通腑。

(4)代表方药:清胆汤加减。方中栀子、黄连、柴胡、白芍、蒲公英、金钱草、瓜蒌清泻肝火,郁金、延胡索、川楝子理气解郁止痛,大黄利胆通腑泄热。

(5)加减:心烦失眠者,加丹参、炒枣仁;黄疸加茵陈、枳壳;口渴喜饮者,加天花粉、麦冬;恶心呕吐者,加半夏、竹茹。方中金钱草用量宜大,可用 30～60 g。

5.肝络失养

(1)症状:胁肋隐痛,绵绵不已,遇劳加重,口干咽燥,两目干涩,心中烦热,头晕目眩,舌红少苔,脉弦细数。

(2)病机分析:肝郁日久化热,或湿热久蕴伤阴,或病久体虚阴亏,导致精血亏损,肝络失养。

(3)治法:养阴柔肝,理气止痛。

(4)代表方药:一贯煎加减。方中生地、枸杞滋养肝肾,沙参、麦冬、当归滋阴养血柔肝,川楝子疏肝理气止痛。

(5)加减:若阴亏过甚,舌红而干,可酌加石斛、玄参、天冬;两目干涩,视物昏花,可加草决明、女贞子;头晕目眩甚者,可加钩藤、天麻、菊花;若心中烦热,口苦甚者,可加炒栀子、丹参。

(四)其他疗法

1.单方验方

(1)鸡内金、郁金、金钱草、海金沙各 30 g,水煎服,每天 1 剂,用于胆湿热、沙石阻于胆道者。

(2)玫瑰花、代代花、茉莉花、川芎、荷叶各等分,开水冲服,用于肝气郁滞者。

（3）蒲公英 30 g，茵陈 30 g，红枣 6 枚，水煎服，每天 1 剂，用于肝胆湿热者。

（4）威灵仙 30 g，水煎服，每天 1 剂，用于肝气郁滞者。

（5）金钱草 15 g，鸡内金 15 g，茵陈 15 g，水煎服，每天 1 剂，用于肝胆湿热者。

（6）川芎 15 g，香附 10 g，枳壳 15 g，水煎服，每天 1 剂，用于气滞血瘀者。

（7）川楝子 10 g，郁金 12 g，山楂 30 g，水煎服，每天 1 剂，用于肝气郁滞者。

（8）白茅根 30 g，黑木耳 10 g，竹叶 6 g，水煎服，每天 1 剂，用于热盛伤阴之实证。

（9）百合 30 g，枸杞 15 g，水煎服，每天 1 剂，用于阴虚胁痛。

（10）三七粉 3 g，每天 1 剂，开水送服，孕妇忌服。用于血瘀胁痛。

2.中成药疗法

（1）龙胆泻肝丸。

功用主治：清肝胆，利湿热。用于肝胆湿热，胁痛口苦，头晕目赤，耳鸣耳聋，耳肿疼痛，尿赤涩痛，湿热带下。

用法用量：口服，每次 3～6 g，一天 2 次。

（2）红花逍遥片。

功用主治：疏肝，理气，活血。用于肝气不舒，胸胁胀痛，月经不调，头晕目眩，食欲减退等症。

用法用量：口服，每次 2～4 片，每天 3 次。

（3）肝苏片。

功用主治：清利湿热。用于急性病毒性肝炎、慢性活动性肝炎属湿热证者。

用法用量：口服，一次 5 片，一天 3 次，小儿酌减。

（4）元胡止痛颗粒。

功用主治：理气，活血，止痛。用于行经腹痛，胃痛，胁痛，头痛。

用法用量：口服，一次 4～6 片，一天 3 次。

（5）当飞利肝宁胶囊。

功用主治：清利湿热，益肝退黄。用于湿热郁蒸而致的黄疸，急性黄疸型肝炎，传染性肝炎，慢性肝炎而见湿热证候者。

用法用量：口服，一次 4 粒，一天 3 次或遵医嘱。

（6）胆宁片。

功用主治：疏肝利胆，清热通下。用于肝郁气滞、湿热未清所致的右上腹隐隐作胀、食入作胀、胃纳不香、嗳气、便秘；慢性胆囊炎见上述证候者。

用法用量:口服,一次 5 片,一天 3 次,饭后服用。

(7)六味地黄丸。

功用主治:滋阴补肾。用于肾阴亏损,头晕耳鸣,腰膝酸软,骨蒸潮热,盗汗遗精。

用法用量:口服,每次 1 丸,一天 2 次。

(8)鸡骨草丸。

功用主治:清肝利胆,清热解毒,消炎止痛。用于急性黄疸型病毒性肝炎、慢性活动性肝炎、慢性迁延性肝炎。

用法用量:口服,每次 4 粒,每天 3 次。

(9)清肝利胆口服液。

功用主治:清利肝胆湿热。主治纳呆、胁痛、疲倦乏力、尿黄、苔腻、脉弦肝郁气滞、肝胆湿热未清等症。

用法用量:口服,一次 20～30 mL,一天 2 次,10 天为 1 个疗程。

(10)消炎利胆片。

功用主治:清热,祛湿,利胆。用于肝胆湿热引起的口苦,胁痛;急性胆囊炎,胆管炎。

用法用量:口服,一次 2 片,一天 3 次。

(11)胆舒胶囊。

功用主治:疏肝解郁,利胆融石。主要用于慢性结石性胆囊炎、慢性胆囊炎及胆石症。

用法用量:口服,一次 1～2 粒,一天 3 次。

3.针灸疗法

(1)体针:以取足厥阴肝经、足少阳胆经、足阳明胃经为主。处方:主穴,期门、支沟、阳陵泉、足三里。配穴:肝郁气滞者,加行间、太冲;血瘀阻络者,加膈俞、血海;湿热蕴结者,加中脘、三阴交;肝阴不足者,加肝俞、肾俞。

操作:毫针刺,实证用泻法,虚证用补法。

(2)耳针:取穴肝、胆、胸、神门,毫针中等强度刺激,也可用王不留行贴压。

(3)皮肤针:用皮肤针叩打胸胁痛处,加拔火罐。

(4)穴位注射:取大椎、肝俞、脾俞、心俞、胃俞、肝炎穴、胆囊穴,每次选 2 穴,用丹参或当归注射液,每穴注射药液 1 mL,每天 1 次,15 次为 1 个疗程。

4.外治疗法

(1)穴位贴敷。①用中药穴位敷贴透皮制剂"肝舒贴"(主要由黄芪、莪术、穿山甲等药物组成)通过穴位给药,可治疗胁肋疼痛。②取大黄、黄连、黄芩、黄柏各等分,研为细末,用纱布包扎,外敷胆囊区,每次 4～6 小时。③取琥珀末或吴茱萸 1.5 g,盐少许,炒热后,热敷疼痛部位,药包冷则更换,每天 2 次,每次 30 分钟;或以疼痛缓解为度。

(2)推拿疗法。①背俞穴综合手法:首先在背俞穴上寻找压痛敏感点,找到后即以此为输行指揉法,得气为度。反复寻找,治疗 2～3 遍,如遇有结节或条索状阳性反应物,可在此施以弹拨法、捋顺法、散法,手法轻重以患者能耐受为度,如无压痛敏感点及阳性反应物,则在胆俞穴上施术。②胆囊区掌揉法:以右掌根置于患者右肋下,行掌揉法,顺逆时针均可,轻重以病位得气,患者感觉舒适为度,行 10～15 分钟。③摩腹:多采用大摩腹泻法,或视虚实言补泻,但第一次治疗宜只泻不补,10 分钟后或至肠蠕动加快。④胆囊穴点按法:点按双侧胆囊穴、足三里、内关,得气为度。⑤辨证加减。肝郁气滞:循胁合推两胁,点膻中;揉章门、期门。瘀血阻络:揉肝俞、胆俞;点血海、足三里、三阴交。肝阴不足:一指禅推中脘、天枢;揉脾俞、胃俞、足三里。肝胆湿热:点足三里、条口、丰隆。

第四节 黄 疸

一、临床诊断

(1)目黄、身黄、尿黄。以目睛发黄为主。因为目睛发黄是最早出现、消退最晚,而且是最易发现的指征之一。

(2)患病初期,常有类似胃肠感冒的症状,三五天以后,才逐渐出现目黄,随之溲黄与身黄。急黄表现为黄疸起病急骤,身黄迅即加深,伴见高热,甚或出现内陷心包、神昏痉厥等危候。

(3)有饮食不节或饮食不洁、肝炎接触或使用化学制品、药物等病史。

(4)血常规、尿常规检查,血生化肝功能检查,如血清总胆红素、尿胆红素、尿胆原、直接或间接胆红素、转氨酶测定,胆囊 B 超、胆囊 CT、胆囊造影等,以及肝炎病毒学指标、自身免疫性肝病检测指标等,有助于黄疸诊断,并有利于区别细胞性黄疸(病毒性肝炎等)、梗阻性黄疸(肝胆及胰腺肿瘤、胆石症等)、溶血性黄疸。

二、病证鉴别

(一)黄疸与萎黄相鉴别

黄疸与萎黄相鉴别(见表 6-1)。

表 6-1　黄疸与萎黄鉴别要点

鉴别要点	黄疸	萎黄
病因	感受时疫毒邪、饮食所伤、脾胃虚弱、瘀血、砂石阻滞	大失血或重病之后
病机要点	湿浊阻滞,胆液外溢	气血不足,血不华色
目黄	目黄、身黄、溲黄	颜面皮肤萎黄不华,无目黄
兼症	恶心呕吐,腹胀纳呆,大便不调	眩晕、气短、心悸

(二)阳黄、阴黄与急黄相鉴别

阳黄、阴黄与急黄相鉴别(见表 6-2)。

表 6-2　阳黄、阴黄与急黄鉴别要点

鉴别要点	阳黄	阴黄	急黄
病因	湿热	寒湿	热毒
病机要点	湿热壅滞	寒湿瘀滞	热毒炽盛,迫及营血
证候特征	黄色鲜明如橘色,伴口干发热,小便短赤,大便秘结,舌苔黄腻,脉弦数	黄色晦暗如烟熏,伴脘闷腹胀,畏寒神疲、口淡不渴,舌质淡,苔白腻,脉濡缓或沉迟	黄色如金,发并迅速,伴神昏、谵语,鼻出血、便血,肌肤瘀斑,舌质红绛,苔黄燥
预后	治疗及时,预后良好	病情缠绵,不易速愈	病情凶险,预后多差

三、病机转化

　　黄疸的病位在脾、胃、肝、胆,病性有虚有实,初病多实,久病多虚。发病与湿邪内郁相关。急黄为感受湿热疫毒为患,热毒炽盛,迫及营血,病情急重;阳黄为中阳偏盛,湿从热化,湿热瘀滞,"瘀热以行",或肝胆郁热,胆汁外溢所致;阴黄为中阳不足,湿从寒化,寒湿瘀滞为患,或脾胃虚弱,血败不荣于色所致。总之,黄疸形成的病机,可概括为湿热瘀滞、肝胆郁热与脾虚血败不荣于色 3 个方面(图 6-1)。

四、辨证论治

(一)治则治法

　　黄疸初期以实证为主,治疗重在攻逐体内邪气,据其邪气特性,采用相应的治疗方法。阳黄证以清热利湿为主,通利二便是驱逐体内湿邪的主要途径。阳黄证无论湿热之轻重,苦寒攻下法的应用均有利于黄疸的消退,但须中病即止,以防损伤脾阳。急黄证的治疗以清热解毒凉血为主,并随病证变化,灵活应用攻下、开窍之法。阴黄证治疗则依据寒湿或血瘀的病机特点,可采用温化寒湿、化瘀退黄治法。而虚黄的治疗则以健脾生血为原则。久病黄疸的治疗,更当重视健脾疏肝、活血化瘀,以避免黄疸进一步发为积聚、鼓胀等顽症。

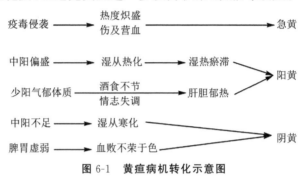

图 6-1　黄疸病机转化示意图

(二)分证论治

湿、毒、虚、瘀是黄疸的主要证候要素。阳黄可分为湿热兼表、热重于湿、湿重于热、肝胆郁热。湿热兼表,多见于黄疸初起,双目白睛微黄或不明显,小便黄,伴恶寒发热等表证;热重于湿以身目俱黄,黄色鲜明,发热口渴为特征;湿重于热也表现为身目俱黄,但黄色不如热重者鲜明,可见头身困重等;肝胆郁热以身目发黄鲜明,右胁剧痛放射至肩背,壮热或寒热往来为特征。阴黄可分为寒湿证和脾虚证,寒湿证以身目俱黄,黄色晦黯,或如烟熏为特征;脾虚证以身目发黄,黄色较淡而不鲜明,肢体倦怠乏力为特征。急黄以发病迅速,身目俱黄,其色如金,高热烦渴甚至发生神昏痉厥为特征。

(三)临证备要

茵陈蒿是治疗黄疸的专药,可用于多种原因所致的黄疸,用量一般为 30～50 g。此外,青叶胆、金钱草、虎杖、郁金、败酱草、车前草等均有退黄之效,临床可酌情选用。

大黄治疗黄疸,古方常用。清代温病学家吴又更认为"退黄以大黄为专攻",主张较大剂量应用大黄。实践证明,在治疗阳黄时,大黄确有很好的疗效,大便干结时,可加玄明粉;大便溏时,可用制大黄。

黄疸多湿热邪毒所致,今人有"治黄需解毒,毒去黄易除"之说。除了茵陈、山栀子、大黄、虎杖以外,蒲公英、连翘、板蓝根、大青叶、白花蛇舌草等清热解毒药或金钱草、车前草等利湿解毒药,临床也很常用。

黄疸多湿热瘀滞,《金匮要略》认为"瘀热以行,脾色必黄",所以黄疸治疗当重视活血化瘀或凉血散血。丹参、茜草、丹皮、赤白芍等,临床常用。所谓"治黄需活血,血行黄易灭",就是在强调黄疸活血化瘀治法的重要。

黄疸病位在脾胃肝胆,久病黄疸表现为肝郁脾虚者也不少见。所以治疗黄疸应该重视疏肝柔肝,调理气血,健脾护胃。同时应该注意扶正益气、化瘀散结、祛邪解毒,方剂可用当归补血汤、当归芍药散、鳖甲煎丸、三甲散等,以防治病情进展到积聚以致引发鼓胀。

虚黄为黄疸的特殊类型,可见于进食蚕豆,或药毒所伤引发,常见面色无华,乏力体倦,小便赤褐色,多虚,当用小建中汤等调补。

(四)常见变证的治疗

1.鼓胀

气、血、水瘀积于腹内,常表现为腹大如鼓、皮色苍黄、腹壁青筋暴露,常伴有胁下或腹部痞块,四肢枯瘦等症,舌黯有瘀斑,舌苔腻或舌淡胖,苔白,脉弦滑或细弱,初期以理气和血,利水行湿为法,可以木香顺气散为主方;中期以益气活血,行气利水为法,可用四君子汤合调营饮为主方;晚期当重视并发症,出血者,可用泻心汤或大黄、白及、三七粉凉开水调为糊状,慢慢吐服;神昏者,可用至宝丹或苏合香丸以醒神开窍。

2.积聚

胁下可有癥积,固定不移,胸胁刺痛,拒按,舌黯或淡黯,有瘀斑,脉涩,可用鳖甲煎丸以活血散瘀,软坚散结,如有气血亏虚可合用当归补血汤,或人参养荣汤。

(五)其他疗法

1.中成药疗法

(1)茵栀黄口服液:清热解毒,利湿退黄。适用于湿热毒邪内蕴所致急性、迁延性、慢性肝炎和重症肝炎(Ⅰ型)。也可用于其他型重症肝炎的综合治疗。

(2)清肝利胆胶囊:清利肝胆湿热。适用于肝郁气滞、肝胆湿热未清等症。

(3)茵陈五苓丸:清湿热,利小便。适用于肝胆湿热,脾肺郁结引起的湿热黄疸,胆腹胀满,小便不利。

(4)乙肝解毒胶囊:清热解毒,疏肝利胆。适用于乙肝,辨证属于肝胆湿热内蕴者。

2.针灸疗法

针刺以足三里、阳陵泉、行间、胆囊穴、至阳等为主,发热者可加曲池;湿浊重者可加阴陵泉、地机;胁痛者可加日月、期门;恶心呕吐者可加内关、中脘。多用泻法,留针30分钟,每天1次,2周1个疗程。

第七章

肾系病证

第一节 尿 浊

尿浊是指小便混浊,白如泔浆,尿时无疼痛感为主证,其中尿出白如泔水者称白浊,而色赤者称赤浊。

尿浊主要见于现代医学的乳糜尿,另外也有少数结核、肿瘤等。

《素问·至真要大论》曰:"诸转反戾,水液浑浊,皆属于热。"水液混浊包括尿液混浊。《中藏经》将小便混浊归在淋证门中,说:"小便数而色白如泔。"称为冷淋,与此相反,"小便涩而赤色如血"称为热淋。《诸病源候论》列出《虚劳小便白浊候》,所以说隋代巢元方首先列出白浊病名。

至元代《世医得效方》将本病称溺浊,且列出"心浊""脾浊""肾浊"等类型和病名,而朱丹溪更加明显地称为"赤白浊",明代戴思恭著《证治要诀》,认为尿浊有赤白之别,而精浊也有赤白之别。

明代张介宾《景岳全书》对本病有详细的论述,在论证时将尿浊称之为"溺白",而清代《证治汇补》又将本病称之为"便浊"。尿浊的产生,初起多由湿热,《医学正传·便浊遗精》说:"夫便浊之证,因脾胃之湿热下流,渗入膀胱,故使便溲或白或赤而浑浊不清也。"尿浊日久,可导致心、脾、肾受伤,《证治汇补·便浊》说:"又有思虑伤心者,房欲伤肾者,脾虚下陷者。"可根据虚实的不同,选用通利和补益等法。

一、病因、病机

(一)多食肥甘

酿生湿热,湿热久蕴而成浊邪,浊气下流渗入膀胱而尿浑浊。湿浊化热损及血络而成赤浊。或酗酒嗜肥,抑郁暴怒,致使肝胆湿热内生,湿热流注下焦,浊气渗入膀胱,故而小便黄赤混浊。

(二)脾虚下陷

脾虚下陷是浊证中的虚证,故反复发作,尤在疲劳时易复发。脾虚不能统摄精微故尿浊如泔水;脾虚不运则精微渗入膀胱故尿中油珠,光彩不定。病情加重则脾不统血,尿浊与血混面流出成赤浊。或因过食肥甘生冷之物,滞而不化等原因,皆令湿浊停聚,不得消散,凝而为痰,痰浊内蕴下注,致使清浊不泌,产生尿浊。

(三)思虑于遂,或劳欲过度,或淋病过用通利,损及心肾气阴

使虚火甚于上,肾水亏于下,心肾不交,水火失济。《丹溪心法》曰:"人之五脏六腑,俱各有精,然肾为藏精之府,而听命于心,贵乎水火升降,精气内持。若调摄失宜,思虚不节,嗜欲过度,水火不交,精元失守,由是而为赤白浊之患。"

(四)劳倦淫欲过度,或久病不复,耗伤精气,致使肾阳衰微

命门火衰,犹釜底之无薪,气化不行,开合不利,膀胱虚冷,精气下流,故溺下白浊如凝脂。肾为水脏,内寓相火,肾阴亏损,阴不涵阳则相火亢盛,水道不清,故尿下黄浊。

二、诊断要点

尿浊的诊断依据如下。

(1)以尿道流出混浊尿液为主要特征,一般无排尿频急或尿道涩痛症状。

(2)临床上遇有白色混浊尿液、豆浆或牛奶样尿液或有乳糜血尿患者,应注意作尿液乳糜试验(又称乙醚试验,即在尿液中加入乙醚便可澄清)以明确乳糜尿及乳糜血尿的诊断。

少数乳糜尿可因结核、肿瘤、胸腹部创伤或手术、原发性淋巴管疾病(包括先天性畸形)所致,偶见于妊娠、肾盂肾炎、棘球蚴病、疟疾等。多由剧烈运动或进食脂肪餐等诱发,可结合病史和相关的实验室检查。

三、类证鉴别

(一)尿浊与膏淋

二者均有小便混浊,其鉴别点在于尿痛与不痛,小便混浊而痛者为膏淋,小便混浊而不痛者为尿浊。清代叶桂《临证指南医案》说:"大凡痛则为淋,不痛为浊。"

（二）尿浊与精浊

清代何梦瑶《医碥》说："有精浊，有便浊，精浊出自精窍，与便浊之出于溺窍者大异。"尿浊为尿出如米泔，有浑浊沉淀，尿涩不痛，或尿初尚清，旋即澄如白蜡。若热盛伤阴，血络受损，血从下溢，尿中可夹血丝、血块，其病变出自溺窍。精浊是指尿道口经常流出米泔样如糊状浊物，而小便并不混浊，且常伴有茎中灼热疼痛、尿频、尿急、尿痛等，或伴有会阴部重坠样疼痛，甚则可见腰骶部或尾骶部疼痛，其病变部位在精窍。

四、辨证论治

（一）辨证要点

1.审病性

首先区分赤浊、白浊。白浊以小便混浊，色白如泔浆为主证，赤浊以小便混浊夹血为主证。《丹溪心法》说："赤者湿热伤血分，白者湿热伤气分。"此言尿浊属于实证。《医学证传》说："血虚热甚者，则为赤浊……气虚而热微者，则为白浊。"此言尿浊之属于虚证。

2.察虚实

本病初起以湿热为多，属实证；病久则脾肾亏虚。

（二）治疗原则

本病初起湿热为多，治宜清热利湿，病久则脾肾虚弱，治宜补益脾肾，固摄下元。但补益之剂中亦可佐以清利，清利之剂中，又可兼以补益，必须做到清利而不伤阴，补益而不涩滞。

（三）分证论治

1.湿浊下注

证候：突然小便浑浊，或白如米泔，或如泥浆或色赤，或停放后小便胶黏浑浊，胸闷不适，纳谷不馨，小便量较多无涩痛，舌苔腻或黄腻，脉濡数。

治法：清化湿浊。

方药：程氏萆薢分清饮化裁：萆薢、石菖蒲、黄柏各 10 g，茯苓、白术、车前子各 15 g，莲子心 12 g，丹参 6 g。若热重于湿，加栀子 12 g，滑石 10 g，车前草 15 g。

加减：若湿重于热，加苍术、厚朴各 10 g，半夏、陈皮各 12 g；湿浊下注表现为赤浊，拟清心火，导小肠火，主方用导赤散合四物二陈汤加滑石、小蓟等。尿赤如血，心烦易怒，舌质红，脉细数，提示湿火较甚，以四物汤加黄柏、知母、椿根皮、青黛。

2.肝胆湿热

证候:小溲热赤浑浊,目赤肿疼,口苦心烦,常伴有阴肿、阴痒、阴湿,胸胁苦满,恶心呕吐,耳鸣耳聋,舌苔黄腻,脉象弦数或滑数。

治法:清利肝胆湿热。

方药:龙胆泻肝汤加减:龙胆草、黄芩各 10 g,柴胡 6 g,生地、当归、栀子各 12 g,车前子、泽泻各 10 g,甘草 3 g。

加减:湿热较重者,加萆薢、海金沙各 10 g,白茅根 15 g;阴痒阴肿者,加地肤子、白鲜皮各15 g;尿混浊夹赤,加丹皮 6 g,仙鹤草 15 g,藕节 10 g。

3.脾虚下陷

证候:尿浊如米泔,如泥浆,如胶黏,如败絮或尿中杂有油脂,光彩不定。本症已反复发作或使用渗利之品病情反而加剧,尤在多食油腻,辛辣刺激食物及疲劳之后容易诱发。严重者发为尿赤浑浊如油珠。伴发小腹坠胀,尿意不畅,面色无华,神疲乏力,苔薄或舌质淡,脉缓。

治法:益气升清化浊。

方药:补中益气汤合苍术难名散加减:黄芪、党参、龙骨、白术各 15 g,茯苓 10 g,苍术、柴胡、陈皮各6 g,升麻、甘草各 3 g,制川乌、补骨脂、茴香各 10 g,龙骨 15 g。

加减:兼有湿热,加黄柏、萆薢各 12 g,尿浊夹血者,酌加小蓟、藕节、旱莲草各 15 g;心脾两虚也可出现赤浊,责之于脾不统血,拟归脾汤加熟地、阿胶各 10 g(又名黑归脾)施治。

4.心虚内热

证候:小便赤浊,心中悸烦,多梦少寐,惊惕不安,健忘梦遗,夜卧盗汗,或心中嘈杂似饥,舌赤碎痛,或口舌生疮,脉细数。

治法:养心清热。

方药:清心莲子饮加减:石莲肉、黄芩各 10 g,麦冬、地骨皮 12 g。车前子、茯苓、人参、黄芪各15 g,甘草 3 g。

加减:阴虚火旺较重者,加知母、黄柏、生地各 12 g;尿赤浊明显者,加仙鹤草、紫花地丁、白茅根各 15 g。

5.肾虚不固

证候:尿浊色白反复发作,日久不愈,形寒肢冷,腰脊酸软,下肢软弱,精神委顿,舌质淡,苔白,脉沉细。或尿浊色赤,反复发作,日久不愈,心烦口渴,夜寐不安,手足心发热,甚则盗汗,舌质红、舌苔少,脉细数。

治法:益肾固涩。

方药:大补元煎加味:杜仲、熟地、怀山药、山茱萸、枸杞子各 15 g,当归 12 g,人参、郁金、菖蒲、萆薢各 10 g,甘草 5 g。

加减:肾虚不固是尿浊的虚证,病程较长久,肾气不足势必发展为脾肾阳虚和心肾阴虚两个常见类型。脾肾阳虚为主,常见白浊,可选无比山药丸合萆薢分清饮(萆薢、益智仁、石菖蒲、乌药)。心肾阴虚可表现为白浊,更常见赤白浊,可选坎离既济丸,见赤浊加小蓟饮子。

五、其他疗法

(一)单方验方

1.射干汤

射干 15 g,水煎,每天 1 剂,加入白糖适量,分 3 次,饭后服。清热利湿。治疗尿浊(乳糜尿)。

2.飞廉莲子汤

飞廉 45 g,石莲子 30 g,山药 15 g。3 味共煎以代茶饮,每天 1 剂,以 30 天为 1 个疗程。本方清热利湿、健脾导浊,适用于膀胱湿热所致尿浊。

3.冬葵萆薢散

冬葵子 150 g,萆薢 120 g,白糖 80 g。将前两味药焙干为末,后加入白糖拌匀装瓶备用。每天早晚各服 1 次,每次 3～5 g,温开水送服。本方清热利湿,适用于治疗血丝虫尿浊(乳糜尿)患者。

4.苦参消浊汤

苦参 30 g,熟地、山萸肉各 15 g,怀山药、萆薢、车前子各 20 g,石菖蒲、乌药、益智仁、炮山甲各 10 g。水煎服,每天 1 剂。本方益肾养精,清利湿热。主治尿浊、膏淋。

5.乳糜血尿汤

川断、当归、川牛膝各 10 g,淡秋石、丹参、杜仲、生蒲黄(包煎)各 15 g,益母草、黄芪、土茯苓、仙鹤草各 30 g。水煎服,每天 1 剂。本方固肾益气,活血化瘀,主治乳糜血尿。

(二)药膳疗法

1.大黄蛋

锦纹大黄研细末 2 g,以鸡蛋 1 个,破顶入药,搅匀,蒸熟,空腹时食之,连服

3 天。主治赤白浊淋。

2.荞麦鸡蛋

荞麦炒焦为末,鸡子白和为丸,梧子大,每天 3 次,每次 9 g。本方又名"济生丹"。主治男子白浊。

3.白糯丸

糯米 500 g,白芷、石菖蒲各 50 g,牡蛎 100 g。研末,糯米粉和丸,木馒头煎汤吞服,每天3次,每次9 g。主治小便膏脂。

4.韭菜子

韭菜子每天生吞 10～20 粒,盐汤下。主治梦遗溺白。

第二节 癃 闭

癃闭主要是由于肾和膀胱气化失司而导致尿量减少,排尿困难,甚则小便闭塞不通为主症的一种疾患。其中又以小便不利、点滴而短少、病势较缓者称为"癃";以小便闭塞、点滴不通,病势较急者称为"闭"。癃和闭虽有区别,但都是指排尿困难,只有程度上的不同,因此多合称为癃闭。

一、病因、病机

本病的发生除与肾、膀胱密切相关外,还和肺、脾、三焦有关。若肺失肃降,不能通调水道;脾失转输,不能升清降浊;肾失蒸化,关门开合不利;肝郁气滞、瘀血阻塞影响三焦的气化,均可导致癃闭的发生。

(一)湿热蕴结

过食辛辣厚味,酿湿生热,湿热不解,下注膀胱,或湿热素盛,肾热下移膀胱,膀胱湿热阻滞,气化不利,而为癃闭。

(二)肺热气壅

肺为水之上源,热壅于肺,肺气不能肃降,津液输布失常,水道通调不利,不能下输膀胱;又因热气过盛,下移膀胱,以致上下焦均为热气闭阻,而成癃闭。

(三)脾气不升

劳倦伤脾,饮食不节,或久病体弱,导致脾虚而清气不能上升,则浊气难以下降,小便因而不利。

(四)肾元亏虚

年老体弱或久病体虚,肾阳不足,命门火衰,气不化水,是以"无阳则阴无以化",而致尿不得出;或因下焦积热,日久不愈,耗损津液,以致肾阴亏耗,水府枯竭而无尿。

(五)肝郁气滞

七情所伤,引起肝气郁结,疏泄不及,从而影响三焦水液的运化及气化功能,致使水道通调受阻,形成癃闭。且从经脉的分布来看,肝经绕阴器,抵少腹,这也是肝经有病,导致癃闭的原因。

(六)尿路阻塞

瘀血败精,或肿块结石,阻塞尿路,小便难以排出,因而形成癃闭。

二、辨证要点

(1)小便不利,点滴不畅,或小便闭塞不通,尿道无涩痛,小腹胀满。
(2)多见于老年男性,或产后妇女及手术后的患者。

三、类证鉴别

淋证:淋证以小便频数短涩,滴沥刺痛,欲出未尽为特征,其小便量少,排尿困难与癃闭相似,但淋证尿频而疼痛,每天排出小便的总量多正常。癃闭无排尿刺痛,每天小便总量少于正常,甚则无尿排出。

四、辨证论治

若尿热赤短涩、舌红、苔黄,脉数者属热;若口渴欲饮、咽干、气促者,为热壅于肺;若口渴不欲饮,小腹胀满者,为热积膀胱;若时欲小便而不得出、神疲乏力者,属虚;若年老排尿无力,腰膝酸冷,为肾虚命门火衰;若小便不利兼有少腹坠胀,肛门下坠者,为脾虚中气不足;若尿线变细或排尿中断、腰腹疼痛、舌质紫黯者,属浊瘀阻滞。

辨别虚实的主要依据:若起病较急,病程较短,体质较好,尿流窘迫,赤热或短涩,苔黄腻或薄黄,脉弦涩或数,属于实证;若起病较缓,病程较长,体质较差,尿流无力,精神疲乏,舌质淡,脉沉细弱,属于虚证。

治疗原则:癃闭的治疗应根据"腑以通为用"的原则,着眼于通。实证治宜清湿热、散瘀结、利气机而通水道;虚证治宜补脾肾、助气化、使气化得行,小便自通。此外,根据"上窍开则下窍自通"的理论,尚可应用开提肺气的治法,开上以通下,即所谓"提壶揭盖"之法治疗。若小腹胀急,小便点滴不下,内服药物缓不济急,应配合导尿或针灸以急通小便。

(一)实证

1.膀胱湿热

(1)证候:小便点滴不通,或量少而短赤灼热、小腹胀满。口苦口黏,或口渴不欲饮或大便不畅。舌苔根黄腻,舌质红,脉濡数。

(2)治法:清热利湿,通利小便。

(3)方药:八正散加减。若兼心烦,口舌生疮糜烂者,可合导赤散。若湿热久恋下焦,又可导致肾阴灼伤,可改用滋肾通关丸加生地、车前子、牛膝等,以滋肾阴,清湿热而助气化;若因湿热蕴结日久,三焦气化不利,小便量极少或无尿,面色晦滞,胸闷烦躁,恶心呕吐,口中尿臭,甚则神昏谵语,舌暗红、有瘀点、瘀斑等,治宜降浊和胃,清热化湿,方用黄连温胆汤加大黄、丹参、车前子、白茅根、泽兰叶等。

2.肺热壅盛

(1)证候:小便不畅或点滴不通、呼吸急促或咳嗽,咽干,烦渴欲饮。舌苔薄黄,脉滑数。

(2)治法:清肺热,利水道。

(3)方药:清肺饮。

3.肝郁气滞

(1)证候:小便不通或通而不爽、胁腹胀满,多烦善怒。舌苔薄黄,舌红,脉弦。

(2)治法:疏调气机,通利小便。

(3)方药:沉香散加减。可合六磨汤加减。

4.尿道阻塞

(1)证候:小便点滴而下,或尿如细线,甚则阻塞不通,小腹胀满疼痛,舌紫暗或有瘀点、瘀斑,脉细涩。

(2)治法:行瘀散结,通利水道。

(3)方药:代抵当丸。

(二)虚证

1.脾气不升

(1)证候:时欲小便而不得出,或尿量少而不爽利,小腹坠胀。气短,语声低微,精神疲乏,食欲缺乏,舌质淡,舌边有齿印,脉细弱。

(2)治法:升清降浊,化气利尿。

(3)方药:补中益气汤合春泽汤。若气虚及阴,脾阴不足,清气不升,气阴两虚,症见舌质红者,可改用补阴益气煎;若脾虚及肾,而见肾虚证候者,可加用《济生》肾气丸,以温补脾肾,化气利尿。

2.肾阳衰惫

(1)证候:小便不通或点滴不爽,排出无力,畏寒怕冷,腰膝冷而酸软无力。面色㿠白,神气怯弱,舌质淡,苔白,脉沉细尺弱。

(2)治法:温补肾阳,化气利尿。

(3)方药:《济生方》肾气丸为主方。若兼有脾虚证候者,可合补中益气汤或春泽汤同用。若因肾阳衰惫,命火式微,致三焦气化无权,浊阴内蕴,症见小便量少,甚至无尿、呕吐、烦躁、神昏者,治宜《千金要方》温脾汤合吴茱萸汤,以温补脾肾,和胃降浊。

第三节　关　　格

关格是以小便不通、呕吐不止为主要临床表现的病证。小便不通名曰关,呕吐不止名曰格,两者并见名曰关格。关格一般起病较缓,此前多有水肿、淋证、癃闭、消渴等慢性病史,渐进出现倦怠乏力,尿量减少,纳呆呕吐,口中气味臭秽及多种复杂兼症。晚期可见神昏、抽搐、出血、尿闭、厥脱等危候。

另有所述以大便不通兼有呕吐而亦称为关格者,不属本节讨论范围。

一、历史沿革

关格之名,始见于《黄帝内经》。其所论述的关格,一是指脉象,二是指病机。前者如《灵枢·终始》,其曰:"人迎四盛,且大且数,名曰溢阳,溢阳为外格。"又曰:"脉口四盛,且大且数者,名曰溢阴,溢阴为内关,内关不通死不治。人迎与太阴脉口俱盛四倍以上,命曰关格,关格者与之短期。"认为人迎与寸口脉均极盛,系阴阳绝离的危象。后者如《灵枢·脉度》,其曰:"阴气太盛,则阳气不能荣也,故曰关;阳气太盛,则阴气弗能荣也,故曰格;阴阳俱盛,不得相荣,故曰关格。关格者,不得尽期而死也。"旨在说明阴阳均偏盛,不能相互营运的严重病理状态。

汉代张仲景发展了《黄帝内经》的认识,《伤寒论·平脉法》谓:"关则不得小便,格则吐逆。"明确提出关格的主要表现是小便不通和呕吐。并指出此证为邪气关闭三焦,而正气虚弱,不能通畅,既可见于急性疾病,也可见于慢性疾病,属于危重证候。

隋代巢元方《诸病源候论·大便病诸候》认为:"大便不通谓之内关,小便不通谓之外格,二便俱不通,为关格。"所指有别于《伤寒论》,而其对病机阐述则遵从《黄帝内经》。此说一经提出,其影响沿至北宋。

唐代孙思邈《千金要方》把以上两说并列。王焘《外台秘要·卷二十七》补充了腹部痞块亦属于关格病的一个常见症状。

南宋张锐编著的《鸡峰普济方·关格》把上述概念合而为一,提出关格病为上有吐逆,下有大小便不通。并举例应用大承气汤有效,是对关格病较早的医案记载。

金元以后诸医家,对关格概念,以宗仲景说者为多。针对关格一证的多种涵义,明代张景岳《景岳全书·关格·论证》有专门阐释:"关格一证,在《黄帝内经》本言脉体,以明阴阳离绝之危证也,如'六节藏象论''终始篇''禁服篇'及'脉度''经脉'等篇,言之再四,其重可知。自秦越人三难曰:'上鱼为溢,为外关内格;入尺为覆,为内关外格。'此以尺寸言关格,已失本经之意矣。又仲景曰:'在尺为关,在寸为格;关则不得小便,格则吐逆。'故后世自叔和、东垣以来,无不以此相传。"同时,明清以来,对关格的病因认识、临床证治及预后判断方面则有所发展。如王肯堂《证治准绳·关格》提出了临床应掌握"治主当缓,治客当急"的治疗原则。李用粹《证治汇补》指出:"既关且格,必小便不通,旦夕之间,陡增呕恶,此因浊邪壅塞三焦,正气不得升降,所以关应下而小便闭,格应上而呕吐,阴阳闭绝,一日即死,最为危候。"何廉臣则进一步提出"溺毒入血"理论,《重订广温热论》描述:"溺毒入血,血毒上脑之候,头痛而晕,视力蒙眬,耳鸣耳聋,恶心呕吐,呼吸带有溺臭,间或猝发癫痫状,甚或神昏痉厥,不省人事,循衣摸床撮空,舌苔起腐,间有黑点。"不仅指出本病亦可见于急性热病,同时阐述了关格晚期或重症的证候学特征,均对临床有重要的指导意义。

二、范围

关格主要包括西医学所指各种原发性、继发性肾脏疾病引起的慢性肾衰竭。其他如休克、创伤以及流行性出血热、败血症等疾病的晚期引起急性肾衰竭者,可参考本节内容进行辨证论治。

三、病因、病机

关格是小便不通、呕吐和各种虚衰症状并见的病证,此由多种疾病发展到脾肾衰惫,浊邪壅塞所致。临证表现为本虚标实,寒热错杂,三焦不行,进而累及其他脏腑,终致五脏俱伤,气血阴阳俱虚。

(一)脾肾阳虚

水肿病程迁延,水湿浸渍,或饮食不调,脾失健运,湿浊内困,以致脾阳受损,生化无源;或因劳倦过度,久病伤正,年老体虚,以致肾元亏虚,命门火衰,肾关因阳微而不能开。脾肾俱虚,脏腑失养,故见神疲乏力,面色无华,纳呆泛恶,腰膝酸软,尿少或小便不通。脾肾阳气衰微,气不化水,阳不化浊,则湿浊益甚。末期精气耗竭,阳损及阴,而呈阴阳离决之势。《景岳全书·杂证谟·关格》谓:"此则真阳败竭,元海无根,是诚亢龙有悔之象,最危之候也。"

(二)湿浊壅滞

脾肾虚损,饮食不能化为精微,而为湿浊之邪。湿浊壅塞,三焦不利,气机升降失调,故上而吐逆,下而尿闭。若属中阳亏虚,阳不化湿,湿浊困阻脾胃,则肢重乏力,纳呆呕恶,腹胀便溏,舌苔厚腻。若湿浊久聚,从阳热化,湿热蕴结中焦,胃失和降,脾失健运,则脘腹痞满,纳呆呕恶,口中黏腻,或见便秘。浊毒潴留上熏,则口中秽臭,或有尿味。湿浊毒邪外溢肌肤,症见皮肤瘙痒,或有霜样析出。湿浊上渍于肺,肺失宣降,肾不纳气,则咳逆倚息,短气不得卧。

(三)阴精亏耗

禀赋不足,素体阴虚,或劳倦久病,精气耗竭,阳损及阴,以致肾水衰少,水不涵木;水不济火,心肾不交;心脾两虚,水谷精微不化气血,则面色萎黄,唇甲色淡,心悸失眠;肝血肾精耗伤,失于滋养,则头晕耳鸣,腰膝酸软;阴虚火旺,虚火扰动,则五心烦热,咽干口燥。肾病日久累及他脏,乃至关格末期阴精亏耗,浊毒泛溢,五脏同病。肾病及肝,肝肾阴虚,虚风内动,则手足搐搦,甚则抽搐;肾病及心,邪陷心包,心窍阻闭,则胸闷心悸,或心胸疼痛,甚则神志昏迷。

(四)痰瘀蒙窍

脏腑衰惫,久病入络,因虚致瘀,或气机不畅,血涩不行,阻塞经脉,加之湿邪浊毒内蕴,三焦壅塞,气机逆乱,以致痰浊瘀血上蒙,清窍闭阻,神机失用,则神昏谵语,烦躁狂乱或意识蒙胧。

(五)浊毒入血

痰瘀痹阻,脉络失养,络破血溢;或湿浊蕴结,酿生毒热,热入营血,血热妄行,以致吐衄便血。此乃脾败肝竭,关格病进入危笃阶段。

(六)毒损肾络

失治误治,未能及时纠偏,酿生浊毒;或久服含毒药物,以致药毒蓄积,侵及下焦,耗损气血,危害肾络,进而波及五脏。

总之,关格多由各种疾病反复发作,或迁延日久所致。脾肾阴阳衰惫为其本,浊邪内聚成毒为其标,在病机上表现为本虚标实,"上吐下闭"。病变发展则正虚不复,由虚至损,多脏同病,最终精气耗竭,内闭外脱,气血离守,脏腑功能全面衰败。

四、诊断与鉴别诊断

(一)诊断

1.发病特点

患者多有水肿、淋证、癃闭、消渴等基础病史,渐进出现关格见症。部分患者亦可由于急性热病、创伤、中毒等因素而突然致病。

关格一般为慢性进程,但遇外感、咳喘、泄泻、疮疡、手术等诱因引发,可致病情迅速进展或恶化。

2.临床表现

关格临床表现为小便不通、呕吐和各种虚衰症状并见,兼症极为复杂。一般而言,关格前期阶段以脾肾症状为主,后期阶段则渐进累及多脏,出现危候。

早期阶段:在原发疾病迁延不愈的基础上,出现面色晦滞,神疲乏力。白天尿量减少,夜间尿量增多。食欲缺乏,恶心欲呕,晨起较为明显,多痰涎,或有呕吐。部分患者可有眩晕、头痛、少寐。舌质淡而胖,边有齿印,舌苔薄白或薄腻,脉沉细,或细弱。

中末期阶段:早期阶段诸般症状加重乃至恶化,恶心呕吐频作,饮食难进,口中气味臭秽,甚至有尿味。尿量减少,甚至少尿或无尿。或见腹泻,一日数次至十数次不等,或有便秘。皮肤干燥或有霜样析出,瘙痒不堪,或肌肤甲错,甚则皱瘪凹陷。或有心悸怔忡,心胸疼痛,夜间加重,甚至不可平卧。或胸闷气短,动则气促,咳逆倚息,面青唇紫,痰声漉漉。或有肢体抖动抽搐,甚至瘛疭。或有牙宣、鼻衄、咯血、呕血、便血、皮肤瘀斑、月经不调。或烦躁不宁,狂乱谵语,意识蒙眬。或突发气急,四肢厥逆,冷汗淋漓,神识昏糊,脉微欲绝等等。本证阶段患者脉象以沉细、细数、结或代为主。

(二)鉴别诊断

1.走哺

走哺以呕吐伴有大小便不通利为主症,相似于关格。但走哺一般先有大便不通,继之出现呕吐,呕吐物多为胃中饮食痰涎,或带有胆汁和粪便,常伴有腹痛,最后出现小便不通。故属实热证,其病位在肠,与关格有本质的区别。《医阶辨证·关格》说:"走哺,由下大便不通,浊气上冲,而饮食不得入;关格,由上下阴阳之气倒置,上不得入,下不得出。"两者相比,关格属危重疾病,预后较差。

2.转胞

转胞以小便不通利为临床主要表现,或有呕吐等症。但转胞为尿液潴留于膀胱,气迫于胞则伴有小腹急痛,其呕吐是因水气上逆所致,一般预后良好。

五、辨证

(一)辨证要点

1.判断临床分期

关格病的早期表现以虚证为主,脾肾气虚、脾肾阳虚或气阴两虚表现较为突出,由于原发病变不同及个体差异,部分患者可见阴虚证。此时兼有浊邪,但并不严重。把握前期阶段对疾病预后至关重要,须有效控制病情,延缓终末期进程。否则阳损及阴,浊邪弥漫,正气衰败。关格后期阶段虚实兼夹,病变脏腑已由脾肾而波及心、肺、肝诸脏,浊邪潴留,壅滞三焦,病趋恶化,以致出现厥脱等阴精耗竭、孤阳离别之危象。

2.详审原发病证

根据临床普遍规律,脏腑虚损程度与原发疾病密切相关。原发病为本,继发病为标,不同病因对脏腑阴阳气血构成不同程度的损伤,寒化伤阳,热化伤阴,至病变晚期由于机体内在基础不一,从而呈现不同的证候趋向。如:水肿反复发作而致关格者,多以脾肾阳虚为主,很少单纯属于阴虚;淋证迁延而致关格者,由于病起于下焦湿热,湿可化热,热可伤阴,故常有阴虚见症。关格由癃闭发展而致者,转归差异很大。癃闭病因复杂,或外因感受六淫疫毒,或内因伤于饮食情志劳倦,以及砂石肿物阻塞尿路,湿热、气结、瘀血阻碍为病,涉及三焦。一般而言,渐进起病的虚性癃闭而致关格者,多以气虚、阳虚见证为先,其余者往往阴阳俱虚、寒热错杂。消渴的病机基础是肺燥、胃热、肾虚交互为病,病程经久,耗气伤阴,致关格阶段多属气阴两伤,阴阳俱虚。

3.区别在气在血

关格早期阶段病在气分,后期阶段病入血分。分辨在气在血须脉症互参,其中最重要的有两点:一是兼夹风寒、风热、寒湿、湿热等各种诱发因素,病在上焦肺卫和中焦脾胃者,多在气分。可伴有发热,恶寒,或咽喉干痛,咳嗽痰黄,或尿痛淋漓,或泄泻腹胀等等。若病及心肝,则多属血分。二是不论有否外邪,凡见各种出血症状,表明病在血分,可使气血更虚,脾肾耗竭。

4.明辨三焦病位

关格病情危重,证候复杂,辨察三焦病位是论治的关键问题。本病后期由于浊邪侵犯上中下三焦脏腑各有侧重,预后不同。浊邪侵犯中焦为关格必见之证,症状又有浊邪犯胃、浊邪困脾之别。病在上焦心肺,临床表现为气急,倚息不能平卧,呼吸低微,心悸胸痛,甚则神昏谵语。浊邪侵犯下焦肝肾,临床以形寒肢冷,四肢厥逆,烦躁不安,抽搐瘛疭为特点。

在关格的后期阶段,根据三焦病位可预察转归。偏于阳损者,多属命门火衰,不能温运脾土,故先见脾败,后见肝竭;偏于阴损者,多属肾阴枯竭,肝风内动,故先见肝竭,而后见脾败。至于心绝和肺绝等多数见于脾败或肝竭之后。浊邪侵犯上焦下焦,则关格病进入危重阶段,时时均可产生阴阳离决之象。

(二)证候

1.脾阳亏虚

症状:纳呆恶心,干呕或呕吐清水,少气乏力,面色无华,唇甲苍白,晨起颜面虚浮,午后下肢水肿,尿量减少,形寒腹胀,大便溏薄,便次增多。舌质胖淡,苔薄白,脉濡细或沉细。

病机分析:脾阳不振,气血生化无源,气不足则少气乏力;血不足则面色无华,唇甲苍白;中运失健,湿浊内生,则尿少水肿,腹胀便溏;浊邪上逆,则恶心呕吐;脉濡细,苔薄舌质淡为脾阳虚的征象。

2.肾阳虚衰

症状:腰酸膝软,面色晦滞,神疲肢冷,下肢或全身水肿,少尿或无尿,纳呆泛恶或呕吐清冷。舌质淡如玉石,苔薄白,脉沉细。

病机分析:下元亏损,命门火衰,脏腑失于温煦濡养,则腰酸膝软,面色晦滞,神疲肢冷,舌淡,脉沉而细;肾阳衰微,气不化水,阳不化浊,则湿浊潴留,壅塞水道,泛滥肌肤而为水肿;肾关因阳微而不能开,则少尿或无尿。

3.湿热内蕴

症状:恶心厌食,呕吐黏涎,口苦黏腻,口中气味臭秽,脘腹痞满,便结不通。

舌苔厚腻,脉沉细或濡细。

病机分析:脾胃受损,纳化失常,湿浊内生,壅滞中焦。湿浊困脾,则脘腹痞满,纳呆厌食,舌苔厚腻,脉沉细或濡细;浊邪犯胃,胃失和降,故恶心呕吐;湿浊化热,则口苦黏腻,口中气味臭秽,便结不通。

4.肝肾阴虚

症状:眩晕目涩,腰酸膝软,呕吐口干,五心烦热,纳差少寐,尿少色黄,大便干结。舌淡红少苔,脉弦细或沉细。

病机分析:阴精亏耗,肾水衰少,水不涵木,肝肾失于滋养,则眩晕目涩,腰酸膝软,纳差少寐,舌淡红少苔,脉弦细或沉细;阴虚火旺,虚火扰动,则五心烦热,咽干口燥,尿少色黄,大便干结。

5.肝风内动

症状:头痛眩晕,手足搐搦或肢体抽搐,纳差泛恶,尿量减少,皮肤瘙痒,烦躁不安,甚则神昏痉厥癫痫,尿闭,舌抖或蜷缩,舌干光红,或黄燥无津,脉细弦数。

病机分析:关格末期,肾病及肝,肝肾阴虚,肝阳上亢,则头痛眩晕,舌干光红,或黄燥无津,脉细弦数;浊毒阻闭心窍,则舌抖卷缩;浊毒泛溢,虚风内动,则肢体搐搦,皮肤瘙痒;阴分耗竭,阴不敛阳,阳越于外,故见烦躁不安,甚则神昏痉厥。

6.痰瘀蒙窍

症状:小便短少,甚则无尿,胸闷心悸,面白唇暗,恶心呕吐,痰涎壅盛或喉中痰鸣,甚则神识昏蒙,气息深缓。舌淡苔腻,脉沉缓。

病机分析:脏腑衰惫,浊毒壅塞,气机逆乱,瘀血阻滞经脉,以致痰浊瘀血上蒙,清窍闭阻,神机失用,则诸症蜂起。

7.浊毒入血

症状:烦躁或神昏谵语,尿少或尿闭,呕吐臭秽,或见牙宣、鼻衄、咯血、呕血、便血、皮肤瘀斑,或有发热,大便秘结。舌干少津,脉细弦数。

病机分析:关格病进入危笃阶段,肾病及心,邪陷心包,或脾败肝竭,浊毒入营动血,络破血溢,以致吐衄便血,烦躁神昏。

8.阳微阴竭

症状:周身湿冷,面色惨白,胸闷心悸,气急倚息不能平卧,或呼吸浅短难续,神昏尿闭。舌淡如玉,苔黑或灰,脉细数,或结或代,或脉微细欲绝或沉伏。

病机分析:肾者元气之根,水火之宅,五脏之阴非此不能滋,五脏之阳气非此不能发。肾阳衰微,阳损及阴,阴耗血竭,阴不敛阳,虚阳浮越,终至阳微阴竭,气脱阳亡,阴阳离决。

六、治疗

(一)治疗原则

1.治主当缓,治客当急

本病脾肾衰惫为其本,浊毒内聚为其标。前者为主,后者为客。脏腑虚损为渐进过程,不宜峻补,而需长期调理,用药刚柔相兼,缓缓图之。湿浊毒邪内蕴,宜及时祛除继发诱因,尽力降浊排毒,以防发生浊毒上蒙清窍,阻塞经脉,入营动血或邪陷心包之变。

2.虚实兼顾,把握中焦

关格是补泻两难的疾病。根据病程演变规律,早期宜侧重补虚,兼以化浊;后期阶段,浊邪弥漫,正气衰败,治疗宜虚实兼顾,用药贵在灵活。本病临床累及三焦脏腑虽有侧重,但浊毒壅滞中焦则贯彻病程始终,故把握中焦为治疗要务。上下交损,当治其中。其时患者尽管正气虚衰,若强用补益亦难以受纳,且更易助长邪实,加重病情。故调理脾胃,化浊降逆,缓解呕恶,增进饮食,才能为下一步治疗提供条件。

(二)治法方药

1.脾阳亏虚

治法:温中健脾,化湿降浊。

方药:温脾汤合吴茱萸汤加减。方中附子、干姜温运中阳,人参、甘草、大枣益气健脾,大黄降浊,吴茱萸温胃散寒,下气降逆,生姜和胃止呕。本方为补泻同用之法,适用于脾胃虚寒,浊邪侵犯中焦,以致上吐下闭者。大黄攻下降浊是权宜之计,以便润为度,防止久用反伤正气。

此外,人参的选用应注意原发病的内在基础,如关格由水肿发展而来,以红参为宜;若关格的本病为淋证、癃闭、血尿、肾痨,为阴损及阳,兼有湿热者,选用白参较为适当。

阳虚水泛而为水肿者,治宜健脾益气,温阳利水,化裁黄芪补中汤或防己黄芪汤,以人参、黄芪益气补中,白术、苍术、防己健脾燥湿,猪苓、茯苓、泽泻、陈皮利水消肿,甘草和中。其中,生黄芪益气利水而无壅滞中满之弊,治疗水肿较为适宜。脾虚湿因而泛恶者,可用理中丸加姜半夏、茯苓利湿和胃。若湿抑中阳较著,可加用桂枝,师《金匮要略》防己茯苓汤法。

2.肾阳虚衰

治法:温补肾阳,健脾化浊。

方药:《济生方》肾气丸化裁。方中肉桂、附子温补肾阳,地黄、山药、山茱萸滋养脾肾,茯苓、丹皮、泽泻、车前子、牛膝化湿和络,引药下行。

肾阳亏损而水肿较重者,选用真武汤。兼有中焦虚寒者,配伍干姜、肉豆蔻、吴茱萸温运中阳。呕吐明显者,加用生姜、半夏。肾阳虚衰者,往往肾阴亦亏,在应用温肾药时,应了解关格病的原发疾病以及肾阴、肾阳虚损的情况。

若原发疾病有湿热伤阴基础乃至阴损及阳,温肾药物宜选用淫羊藿、仙茅、巴戟天等温柔之品,或选用右归饮,寓温肾于滋肾之中。若肾脏畸形,命火衰微,水湿潴留于肾,以致肾脏肿大,腹部瘕积者,治宜温补肾阳,同时配伍三棱、莪术、生牡蛎、象贝母等活血祛瘀软坚之品。

3.湿热内蕴

治法:清化湿热,降逆止呕。

方药:黄连温胆汤化裁。方用陈皮、半夏、竹茹、枳实、茯苓、黄连清化湿热,配用生姜降逆止呕。浊邪犯胃,和胃降逆化浊法的常用方剂尚有小半夏汤、旋覆代赭汤等,后者降逆止呕的作用较强。亦可加大黄通导腑气,使浊邪从大便而出。

4.肝肾阴虚

治法:滋养肝肾,益阴涵阳。

方药:杞菊地黄丸化裁。方用地黄、山茱萸滋养肝肾,山药补脾固精,茯苓、泽泻渗湿,丹皮凉肝泄热,枸杞子、菊花滋补肝肾,平肝明目。肝肾阴虚,肝阳偏亢,易引动肝风,可配伍钩藤、夏枯草、牛膝、石决明平肝潜阳,降泻虚火,以防虚风内动。本病兼夹湿热浊毒,用药不宜滋腻,以免滞邪碍胃。

5.肝风内动

治法:平肝潜阳,熄风降逆。

方药:镇肝熄风汤化裁。方用龙骨、牡蛎、代赭石镇肝降逆;龟甲、芍药、玄参、天门冬柔肝潜阳熄风;牛膝引气血下行以助潜降;合茵陈、麦芽清肝舒郁。若出现舌干光红,抽搐不止者,宜用大定风珠,方用地黄、麦门冬、阿胶、生白芍、麻仁甘润存阴;龟甲、鳖甲、牡蛎育阴潜阳;五味子配甘草,酸甘化阴,滋阴熄风。

6.痰瘀蒙窍

治法:豁痰化瘀,开窍醒神。

方药:涤痰汤化裁。本方适用于痰瘀蒙窍而偏于痰湿者,方中半夏、陈皮、茯苓健脾燥湿化痰;胆南星、竹茹、石菖蒲化痰开窍。若属痰瘀蒙窍而偏于痰热者,用羚羊角汤。该方以羚羊角、珍珠母、竹茹、天竺黄清化痰热;石菖蒲、远志化痰开窍;夏枯草、丹皮清肝凉血。以上二方化瘀力稍嫌不足,宜酌情配伍丹参、赤芍、蒲黄、桃仁、三七等化瘀之品。

痰瘀浊毒内盛,上蒙清窍而致神昏者,治宜利气开窍醒神。可用醒脑静或清开灵静脉滴注,或鼻饲苏合香丸。关格进入神昏危笃阶段,小便不通,治以开窍急救时,尤应注意禁用含毒药物,以免药毒蓄积,危害肾脏。

7.浊毒入血

治法:解毒化浊,宁络止血。

方药:犀角地黄汤、清宫汤化裁。适用于痰浊化热,热入血分而致鼻衄、咯血等出血证。组方宜以水牛角、生地黄、赤芍等解毒清热、凉血止血为主药,或酌情配合应用至宝丹或紫雪丹。治疗血证,要掌握"治火、治气、治血"基本原则,酌情选用收敛止血、凉血止血、活血止血药物。严密观察病情变化。

8.阳微阴竭

治法:温扶元阳,补益真阴。

方药:地黄饮子化裁。方用附子、肉桂、巴戟肉、肉苁蓉、地黄、山茱萸温养真元,摄纳浮阳;麦门冬、石斛、五味子滋阴济阳;石菖蒲、远志、茯苓开窍化浊。若出现呼吸缓慢而深,肢冷形寒,汗出不止,命门耗竭者,急宜温命门之阳,参附注射液静脉滴注。若正不胜邪,心阳欲脱,急用参麦注射液静脉滴注敛阳固脱。

凡浊邪侵犯上焦心肺,或下焦肝肾,为关格进入末期危重阶段,口服药物无法受纳者,应采用中西医结合的方法进行抢救。

(三)其他治法

1.单方验方

(1)冬虫夏草:临床一般用量3～5克,水煎单独服用或另煎兑入汤剂中,亦可研粉装胶囊服用。20日为一个疗程,连服3～4个疗程。

(2)地肤子汤:地肤子30克,大枣4枚,加水煎服,每天1剂,分2次服完。具有清热利湿止痒功效,适用于关格皮肤瘙痒者。

2.针灸治疗

主要选穴为中脘、气海、足三里、三阴交、阴陵泉、肾俞、三焦俞、关元、中极、内关。每次选主穴2～3个,配穴2～3个。可根据病情需要选择或增加穴位。虚证用补法,实证用泻法,留针20～30分钟,中间行针1次,每天针刺1次,10次为一个疗程。

3.灌肠疗法

降浊灌肠方:生大黄、生牡蛎、六月雪各 30 克,浓煎 200～300 毫升,高位保留灌肠。2～3 小时后药液可随粪便排出。每天 1 次,连续灌肠 10 日为一个疗程。休息 5 日后,可再继续一个疗程。适用于关格早中期。

4.药浴疗法

药浴方:由麻黄、桂枝、细辛、附子、红花、地肤子、羌活、独活等组成。将药物打成粗末,纱布包裹煎浓液,加入温水中,患者浸泡其中,使之微微汗出,每次浸泡 40 分钟,每天 1 次,10～15 日为一个疗程。

七、转归及预后

本病为多种疾病渐进而来,病程发展趋势为由轻渐重,由脾肾受损而致五脏俱伤,正虚则邪实,邪盛则正衰,形成恶性循环。关格的转归和预后,取决于脾肾亏损程度和浊邪壅滞部位。若病限脾胃,邪在中焦,而治疗调摄得当,且避免复感外邪,尚可带病延年;若病变累及他脏,浊毒凌心射肺,入营动血,引动肝风,甚则犯脑蒙窍,最终正不胜邪,则预后较差。

八、预防和护理

积极治疗水肿、淋证、癃闭、消渴、眩晕、肾痨等原发疾病。注意消除外感、寒湿、劳顿等各种诱因。注意饮食调摄,不宜膏粱厚味。

第四节 阳 痿

阳痿是指性交时阴茎不能勃起,或勃起不能维持,以致不能完成性交全过程的一种病证。多由于虚损、惊恐或湿热等原因致使宗筋失养而弛纵,引起阴茎萎弱不起,临房举而不坚。古代又称"阴痿""筋痿""阴器不用""不起"等。明代《慎斋遗二悟》始见阳痿病名,此后该病名逐渐被后世医家所沿用。勃起障碍亦是阳痿的同义词。

现存最早的中医文献《马王堆医书》,已对阳痿有了初步的认识。竹简《十问》认为生殖器官"与身俱生而先身死"的原因为"其使甚多,而无宽礼"。竹简

《天下至道谈》指出性功能早衰的原因是"卒而暴用,不待其壮,不忍两热,是故亟伤"。这是对阳痿最早的病因学认识。帛书《养生方》和竹简《天下至道谈》认为勃起"不大""不坚""不热"的病机为肌(肤)、筋、气三者不至,而正常须"三至乃入"。这是对阳痿病机的最早论述。

阳痿一病,《黄帝内经》称为"阴痿"(《灵枢·邪气脏腑病形》)、"阴器不用"(《灵枢·经筋》),或"宗筋弛纵"(《素问·痿论篇》)。《黄帝内经》把阳痿的成因,归之于"气大衰而不起不用"(《素问·五常政大论篇》)、"热则筋弛纵不收,阴痿不用"(《灵枢·经筋》),认识到虚衰和邪热均可引起本病。《黄帝内经》认识到阳痿的发病与肝关系密切,为后世医家从肝论治阳痿提供了理论依据。其肾气理论,对补肾法治疗阳痿理论的形成有一定影响。

隋唐诸家多从劳伤、肾虚立论。如《诸病源候论·虚劳阴痿候》说:"劳伤于肾,肾虚不能荣于阴器,故萎弱也。"孙思邈特别注重男子的阳气,认为阳气在男子性功能活动中,起着至关重要的作用,指出:"男子者,众阳所归,常居于燥,阳气游动,强力施泄,则成虚损损伤之病。"其治阳痿,多从温肾壮阳入手,并注重固护阴精,在其所列的约 30 首治阳痿方中,如五补丸、肾气丸、天雄丸、石硫黄散等,均以补肾壮阳药为主。《外台秘要·虚劳阴痿候》说:"病源肾开窍于阴,若劳伤于肾,肾虚不能荣于阴气,故痿弱也";"五劳七伤阴痿,十年阳不起,皆繇少小房多损阳。"认识到阳痿是虚劳的一种病机反应,起于房劳伤肾,肾中精气亏损,阳气不足所致。故《外台秘要》在治疗上多选用菟丝子、蛇床子、肉苁蓉、续断、巴戟天等温肾壮阳、填精补髓之品。

宋明诸家对阳痿的理法方药大有发挥。《济生方·虚损》说:"五劳七伤,真阳衰惫……阳事不举。"进一步确认阳痿是虚劳所致。张景岳认为"肾者主水,受五脏六腑之精而藏之",倡"阳非有余,真阴不足"论,提出"壮水之主,以制阳光;益火之源,以消阴翳",在"六味""八味"启发下,创"阴中求阳""阳中求阴"之左归、右归,以峻补肾阴肾阳治疗阳痿,提出"凡男子阳痿不起,多由命门火衰,精气清冷……但火衰者,十居七八,而火盛者,仅有之耳"的著名论断。然而,亦有医家从肾虚论治阳痿之外另立法门,王纶在《明医杂著》中指出:"男子阳痿不起,古方多云命门火衰,精气虚冷,固有之矣。然亦有郁火甚而致痿者。"并主张肝经湿热和肝经燥热分别用龙胆泻肝汤和六味地黄丸治疗。

清代医家对阳痿的研究各有补充。《杂病源流犀烛·前阴后阴源流》指出:"又有精出非法,或就忍房事,有伤宗筋……又有失志之人抑郁伤肝,肝木不能疏达,亦致阴痿不起。"《类证治裁·阳痿》提出"先天精弱者"也可引起阳痿的观点。

这些论述表明对阳痿成因的认识,越来越深入。《辨证录》主张阳痿应治心,创制"心包火大动"之莲心清火汤,治"君火先衰,不能自主"之起阴汤,治"心火抑郁而不开"之宣志汤、启阳娱心丹,治"心包火衰"之救阳汤,善用莲子、远志、柏子仁、石菖蒲、酸枣仁、茯神等治疗阳痿。《临证指南医案》将阳痿分为6种证候,并分列治法,少壮及中年患此,色欲伤及肝肾,用峻补真元、兼血肉温润之品缓调之;恐惧伤肾,治宜固肾,稍佐升阳;思虑烦劳而成者,心脾肾兼治;郁损生阳者,必从胆治;湿热为患者,治用苦味坚阴,淡渗去湿,湿去热清而病退;阳明虚宗筋纵者,通补阳明。韩善征《阳痿论》重视辨证,以虚实论阳痿,反对滥用燥烈温补,指出:"独怪世之医家,一遇阳痿,不问虚实内外,概与温补燥热。若系阳虚,幸而偶中,遂自以为切病;凡遇阴虚及他因者,皆施此法,每用阴茎反见强硬,流精不止,而为强中者;且有坐受温热之酷烈,而精枯液涸以死者。"说明古代医家已经认识到不问病机,但求温肾壮阳之危害。至此,阳痿的理法方药已具有相当丰富的内容。

西医学的功能性勃起功能障碍,血管、神经、内分泌等因素引起的器质性勃起功能障碍和某些慢性疾病表现有阳痿症状者,可参考本篇内容进行辨证施治。

一、病因、病机

阳痿乃宗筋失养而弛纵。有由于恣情纵欲,耗伤真元,命门火衰,宗筋失于温煦而致;有因先天禀弱或后天食少,禀赋不足而引起;有由于忧思气结,伤及肝脾,精微失布,宗筋失养而引起;有因湿热侵袭,或内蕴湿热,循肝经下注宗筋,宗筋弛纵而引起;还有因瘀血阻塞阳道而致者。上述种种原因均可导致阳痿,其病机各有特点。

(一)命门火衰

多由房劳过度,或少年误犯手淫,以致精气虚损,命门火衰引起阳事不举。《诸病源候论·虚劳阴痿候》说:"劳伤于肾,肾虚不能荣于阴器,故萎弱也。"

(二)抑郁伤肝

情志不遂,所愿不得,或悲伤过度,郁郁寡欢,致肝气郁结;暴怒气逆,肝疏泄太过,均可致肝失条达,气血不畅,宗筋失充,致阳痿不举。《素问·痿论篇》曰:"思想无穷,所愿不得,意淫于外,入房太甚,宗筋弛纵,发为筋痿,乃为白淫。"《杂病源流犀烛·前阴后阴源流》曰:"又有失志之人,抑郁伤肝,肝木不能舒达,亦致阴痿不起。"

（三）湿热下注

水道失畅，水湿留滞经络，郁久变生湿热；过食肥甘，嗜酒过度，亦可变生湿热，浸淫肝经，下注宗筋，而致阳痿。《灵枢·经筋》曰："伤于热则筋弛纵不收，阴痿不用。"《临证指南医案·阳痿》曰："更有湿热为患者，宗筋弛纵而不坚。"《类证治裁》曰："亦有湿热下注，宗筋弛纵而致阳痿者。"郭诚勋《证治针经》曰："湿热为患，宗筋必弛纵而不坚举。"

（四）阳明受损

思虑忧郁，损伤心脾，则病及阳明、冲脉。且脾胃为水谷之海，生化之源，脾胃虚必致气血不足，宗筋失养，而导致阳痿。《素问·痿论篇》曰："阳明者，五脏六腑之海，主润宗筋。"《景岳全书·阳痿》曰："凡思虑焦劳忧郁太过者，多致阳痿，盖阳明总宗筋之会……若以忧思太过，抑损心脾则病及阳明冲脉，宗筋为精血之孔道，阳明实宗筋之化源，阳明衰则宗筋不振……气血亏而阳道斯不振矣。"

（五）血脉瘀滞

无论何种病因形成的瘀血，均可导致阳痿，因瘀血阻于络脉，宗筋失养，难以充盈，致阴器不用。《证治概要》曰："阴茎以筋为体，宗筋亦赖气煦血濡，而后自强劲有力。"清代韩善征《阳痿论》曰："盖跌仆则血妄行，每有瘀滞精窍，真阳之气难达阴茎，势遂不举。"

二、诊断与鉴别诊断

（一）诊断

凡男子阴茎痿弱不起，临房不举，或举而不坚，不能完成性事者，均可诊断为阳痿。

（二）鉴别诊断

1.老年生理性阳痿

此为正常的生理现象，应与病理性阳痿相鉴别。

2.勃起不坚

通常是指在性交时，射精之前阴茎勃起不坚硬，但可完成性交过程。往往因性交勃起不坚硬求诊，与阳痿患者之阴茎不能纳入阴道或性交过程中因勃起不坚硬、勃起难以维持以致不能完成性交过程不同。

三、辨证

（一）辨证要点

1.辨别有火无火

阳痿而兼见面色㿠白、畏寒肢冷、舌淡苔白、脉沉细者，是为无火；阳痿而兼见烦躁易怒、小便黄赤、苔黄腻、脉濡数或弦数者,是为有火。其中辨证的依据,以脉象、舌苔为主。

2.分清虚实

由于恣情纵欲、思虑、抑郁、惊恐所伤者,多为脾肾亏虚,命门火衰,属于虚证;由于肝郁化火,湿热下注,瘀血阻络致宗筋弛纵者,属于实证。青壮年多实证,老年人多虚证。

3.明辨病位

因病因涉及的部位不同,阳痿的病位亦不同。因郁、怒等情志所伤者,病位在肝;湿热外袭者,病位多在肝经;内蕴湿热者,往往先犯脾,后侮肝;房室劳伤、命门火衰者,则病在肾。临床上有时单一脏腑发病,亦可累及多个脏腑经络。

此外,阳痿尚有虚寒和虚热证者。阳痿虚寒证,多表现为命门火衰,临床可兼见腰膝酸冷、肢体畏寒、夜尿频作、小便清长、舌质淡、脉沉细迟。阳痿虚热证,多表现为肾阴亏虚、阴虚火旺,临床可兼见五心烦热、潮热盗汗、舌质红、舌苔薄黄或剥脱、脉象细数。

(二)证候

1.命门火衰

症状:阳事不举,精薄清冷,头晕耳鸣,面色㿠白,精神萎靡,腰膝酸软,畏寒肢冷。舌淡苔白,脉沉细。

病机分析:恣情纵欲,斫丧太过,精气亏虚,命门火衰,故见阳事不举,精薄清冷;肾精亏耗,髓海空虚,故见头晕耳鸣,五脏之精气不能上荣于面,故见面色㿠白;腰为肾之府,精气亏乏,故见腰膝酸软;精神萎靡、畏寒肢冷、舌淡苔白、脉沉细,均为命门火衰之象。

2.抑郁伤肝

症状:阳痿伴见胸胁胀满,或窜痛,善太息,情志抑郁,咽部如物梗阻。舌淡少苔,脉弦。

病机分析:肝主宗筋,肝气抑郁可致阳痿;肝主疏泄,疏泄不及则为肝气郁结,情志抑郁不畅;肝为刚脏,其性躁烈,肝气郁结,气机紊乱则胸胁窜痛或胀满;气机不畅,阻于咽部则为梅核气;脉弦为肝气郁结的表现。阳痿之肝气郁结证患者,往往平素多疑善虑,性情懦弱,难以抵制外界之情志刺激。

3.湿热下注

症状:阴茎痿软,阴囊潮湿、臊臭,下肢酸困,小便黄赤。苔黄腻,脉濡数。

病机分析:湿热下注,宗筋弛纵,故见阴茎痿软;湿阻下焦,故见阴囊潮湿、下肢酸困;热蕴于内,故见小便黄赤、阴囊臊臭;苔黄腻、脉濡数,均为湿热内阻之征。

4.阳明受损

症状:阳事不举,面色欠华,纳少腹胀,少气懒言。舌淡苔白,脉缓弱。

病机分析:阳明主胃,胃为水谷之海,主化营卫而润宗筋,饮食劳倦或思虑过度伤及脾胃,气血生化受损,宗筋失润,故"阳道外衰";脾主运化,运化失职则纳少、腹胀、饭后尤甚;脾虚精微无以敷布,则面色萎黄或㿠白;舌淡苔白、脉缓弱,均为脾胃气虚之征象。

5.血脉瘀滞

症状:阳痿不举,面色黧黑,阴茎色泽紫黯发凉或睾丸刺痛。舌紫黯或有瘀斑,舌下静脉怒张,脉涩。

病机分析:跌打损伤,或强力入房,久病伤络,气血运行不畅,瘀血阻滞阴茎脉络,不能充盈宗筋,宗筋失其润养而难振;经络不通,瘀血阻于睾丸,则阳痿伴见睾丸刺痛;舌质紫黯或有瘀斑、瘀点、脉涩是瘀血阻络典型的征象。

四、治疗

(一)治疗原则

阳痿属虚者宜补,属实者宜泻,有火者宜清,无火者宜温。命门火衰者,阳气既虚,真阴多损,且肾恶燥,故温补之法,忌纯用刚热燥涩之剂,宜血肉温润之品。肝气郁结者,应以疏达肝气为主。湿热下注者,治用苦味坚阴,淡渗祛湿,即《黄帝内经》所谓"肾欲坚,急食苦以坚之"的原则。瘀血阻络者,以活血通络为治。

阳痿单纯由命门火衰所致者,临床上并不多见。若阳痿他证误用温肾壮火治疗,则可导致复杂的变证。如肝气郁结误用壮阳,则可肝郁化火,抑或徒伤肝肾之阴;肝经湿热误用壮阳,犹如火上加炭,使肝木焦萎;瘀血阻络误用壮阳,则伤津耗血,血液黏稠,血行更加不畅,反加重阳痿,临床尤应注意。

(二)治法方药

1.命门火衰

治法:温补下元。

方药:可选用右归丸、赞育丹、扶命生火丹、壮火丹等。诸方中既有温肾壮阳的药物,如鹿角胶、菟丝子、淫羊藿、肉苁蓉、韭子、蛇床子、杜仲、附子、肉桂、仙茅、巴戟天、鹿茸、补骨脂等,又配伍养血滋阴的药物,如熟地、当归、枸杞子、山茱黄、五味子等,以达到阴阳相济的目的,所谓"阳得阴助而生化无穷"。若火不甚衰,只因气血薄弱者,治宜左归丸、全鹿丸、火土既济丹等。

2.抑郁伤肝

治法:疏肝解郁。

方药:逍遥散合四逆散加白蒺藜、紫梢花、川楝子、醋延胡索。方中柴胡、枳实、薄荷疏肝解郁;当归、白芍柔肝养阴;炙甘草缓肝之急;白蒺藜入肝经,通阳气;紫梢花入肝经,专治阳痿;川楝子、醋延胡索一入气分,一入血分,可疏肝解郁止痛。诸药合用,共奏疏肝理气治疗阳痿之功。

3.湿热下注

治法:清化湿热。

方药:龙胆泻肝汤加减。方中龙胆草、黄芩、栀子清肝泻火,柴胡疏肝达郁,木通、车前、泽泻清利湿热;当归、生地养阴、活血、凉血,与清热泻火药物配伍,泻中有补,使泻火之药不致苦燥伤阴。若症见梦中举阳,举则遗精,寐则盗汗,五心烦热,腰酸膝软,舌红少津,脉弦细数,为肝肾阴伤,虚火妄动,治宜滋阴降火,方用知柏地黄丸合大补阴丸加减。若症见阴囊潮湿,阳事不举,腰膝沉重,或腰冷而重,尿清便溏,舌苔白腻,脉濡缓,为阴湿伤阳,治用九仙灵应散外洗。

4.阳明受损

治法:补气、健脾、和胃。

方药:九香长春饮加减。方中九香虫为君药,健脾益胃,善治阳痿;露蜂房、人参健脾益气起痿;黄芪、白术、茯苓、泽泻运脾治湿,为臣药;山药、白芍药补脾益阴,防诸药之过,为佐药;桂枝醒脾通络,引药直达病所,炙甘草健脾和胃,调和诸药,为使药。诸药配伍,共奏治疗中焦气虚之阳痿的功效。

5.血脉瘀滞

治法:活血化瘀通络。

方药:蜈蚣达络汤加减。方中蜈蚣为君药,通瘀达络,走窜之力最强;川芎、丹参、赤芍、水蛭、九香虫、白僵蚕为臣药,助蜈蚣达络之力;柴胡理气、黄芪补气、紫梢花理气壮阳,共为佐药;牛膝引药下行为使药。诸药配伍,共奏理气活血、通瘀达络以治阳痿之效。亦可用血府逐瘀汤加水蛭、地龙、路路通。方中水蛭、地龙、路路通活血入络脉;当归、牛膝、红花、桃仁、赤芍、川芎养血活血化瘀;生地滋阴,柴胡疏肝理气;枳壳、桔梗、甘草宣利肺气,通利血脉。统观全方,共奏益气、和血、通络之功效。

(三)其他治法

1.单方验方

抗痿灵:蜈蚣18克,当归、白芍、甘草各60克,共研细末,分成40包,每服半包至1包,早晚各1次,空腹白酒或黄酒送服。15日为一个疗程。

2.针灸

针灸对本病有较好的疗效,可以同时配合应用。常用的穴位有关元、中极、命门、三阴交等。

五、转归及预后

阳痿属功能性病变者,经过适宜的治疗后,大多数可以治愈或改善,预后良好。器质性阳痿的预后差异较大。

内分泌性阳痿,一旦确认系某种疾病所致(除先天性因素外),经相应治疗,其原发病改善后,阳痿也会得到纠正。血管性阳痿采用保守治疗,原发病得到妥善治疗后,预后会更好一些。药物性阳痿,在找出某种药物所致之后,根据病情程度,停药或换药后,性能力通常也会迅速恢复起来。

六、预防和护理

(一)舒情怀

青壮年阳痿多与精神情志有密切关系,因此,立志向,舒情怀,防郁怒,是预防阳痿的重要一环。情绪要开朗,清心寡欲,注意生活调摄,加强锻炼,以增强体质,提高抗病能力。

(二)调饮食

要饮食有节,起居有常,不可以酒为浆,过食肥甘。以免湿热内生,酿成此患。

(三)节房劳

性生活是人类生活的一部分,不可无,亦不可过。切勿恣情纵欲,或手淫过度。在感到情绪不快、身体不适或性能力下降时,应暂时避免性的刺激,停止性生活一段时间,以保证性中枢和性器官得以调节和休息。

(四)积极治疗原发疾病

积极治疗可能引致阳痿的各种疾病。避免服用可能引起阳痿的药物。与此同时,配合妻子良好的精神护理,女方要体贴、谅解男方,帮助男方树立战胜疾病的勇气。

参 考 文 献

[1] 钱冲.中医基础理论认知[M].郑州：郑州大学出版社，2020.

[2] 刘明军，张欣.中医经典背诵手册[M].北京：中国中医药出版社，2020.

[3] 刘哲.中医功法[M].郑州：郑州大学出版社，2020.

[4] 贺琨.现代中医基础与临床[M].长春：吉林科学技术出版社，2020.

[5] 沈宇峰.中医方法论[M].北京：中医古籍出版社，2018.

[6] 刘善军.实用中医内科基础与临床[M].北京：科学技术文献出版社，2020.

[7] 蒋燕.中医基础理论[M].北京：中国盲文出版社，2020.

[8] 邹丽妍.中医内科临床实践[M].长春：吉林科学技术出版社，2020.

[9] 余小萍，方祝元.中医内科学[M].上海：上海科学技术出版社，2018.

[10] 杨峰.中医特色诊断与治疗[M].北京：中国中医药出版社，2017.

[11] 苏小军.新编中医内科学[M].上海：上海交通大学出版社，2018.

[12] 杨关林，吕晓东，关雪峰.实用中医传统疗法[M].北京：中国中医药出版
    社，2017.

[13] 杨旸.实用中医诊疗手册[M].郑州：河南科学技术出版社，2017.

[14] 马宁.现代中医内科诊疗进展[M].长春：吉林科学技术出版社，2020.

[15] 谭元生，周德生.新编中医手册[M].长沙：湖南科学技术出版社，2017.

[16] 赵秀花.现代中医内科学[M].上海：上海交通大学出版社，2018.

[17] 步运慧.现代中医内科诊治精要[M].北京：科学技术文献出版社，2020.

[18] 贺菊乔，周青.中医外科特色疗法[M].太原：山西科学技术出版社，2016.

[19] 云秀花.实用中医内科学[M].上海：上海交通大学出版社，2018.

[20] 冯翠军.实用中医内科诊疗[M].天津：天津科学技术出版社，2018.

[21] 张聿涛.现代中医诊疗指南[M].天津：天津科学技术出版社，2018.

［22］王一东.中医内科临床实践［M］.武汉:湖北科学技术出版社,2018.

［23］吕允涛,李青.临床中医诊疗应用［M］.北京:科学技术文献出版社,2018.

［24］郭光爱.中医肿瘤研究［M］.天津:天津科学技术出版社,2020.

［25］吴勉华,王新月.中医内科学［M］.北京:中国中医药出版社,2020.

［26］曲丽芳.中医基础理论［M］.上海:上海世界图书出版公司,2018.

［27］彭清华,刘旺华.中医诊断现代研究［M］.长沙:湖南科学技术出版社,2020.

［28］宋恩峰.常见疾病中医特色疗法［M］.武汉:湖北科学技术出版社,2018.

［29］林吉品.实用中医临证诊治［M］.长春:吉林科学技术出版社,2020.

［30］刘相静.常见病症中医诊治［M］.北京:科学技术文献出版社,2020.

［31］徐承德.实用中医内科诊疗学［M］.上海:上海交通大学出版社,2018.

［32］王玉光,史锁芳.中医内科学［M］.北京:人民卫生出版社,2020.

［33］梁湛聪.中医基础与临床［M］.广州:中山大学出版社,2018.

［34］宁云红.中医特色专科诊疗研究［M］.北京:科学技术文献出版社,2018.

［35］谢萍.中医妇科外治法［M］.成都:四川科学技术出版社,2018.

［36］黄明,杨丰文,刘耀远,等.张伯礼院士谈"中医药发展这十年"［J］.天津中医药大学学报,2022,41(4):409-412.

［37］李铎,李佳,刘悦.基于中医基础理论探讨痰证现代生物学基础［J］.辽宁中医杂志,2020,47(2):93-95.

［38］詹杰,邓丽金,翁慧.中医辨证的原则［J］.天津中医药,2020,37(4):394-397.

［39］杨亚珍,刘玲.尿浊治验辨析［J］.浙江临床医学,2021,23(8):1219-1220.

［40］李灿东,翁慧,魏佳.中医诊断的思维原理［J］.天津中医药,2020,37(1):14-17.